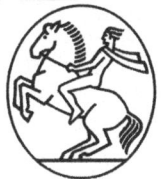

L-Dopa-Substitution der Parkinson-Krankheit

Geschichte — Gegenwart — Zukunft

Herausgegeben von
Peter Riederer und Helga Umek

Springer-Verlag Wien New York

Prof. Dr. Peter Riederer
Ludwig Boltzmann-Institut für klinische Neurobiologie
Krankenhaus der Stadt Wien-Lainz

Helga Umek
Abteilung Pharma — Marketing
Hoffmann-La Roche Wien Ges. m. b. H.

Das Werk ist urheberrechtlich geschützt.
Die dadurch begründeten Rechte,
insbesondere die der Übersetzung, des Nachdruckes,
der Entnahme von Abbildungen, der Funksendung,
der Wiedergabe auf photomechanischem oder ähnlichem Wege
und der Speicherung in Datenverarbeitungsanlagen,
bleiben, auch bei nur auszugsweiser Verwertung, vorbehalten.
© 1985 by Springer-Verlag/Wien
Softcover reprint of the hardcover 1st edition 1985

Die Wiedergabe von Gebrauchsnamen, Handelsnamen, Warenbezeichnungen usw. in diesem Buch berechtigt auch ohne besondere Kennzeichnung nicht zu der Annahme, daß solche Namen im Sinne der Warenzeichen- und Markenschutz-Gesetzgebung als frei zu betrachten wären und daher von jedermann benutzt werden dürften.

Mit 44 Abbildungen

CIP-Kurztitelaufnahme der Deutschen Bibliothek
L-Dopa-Substitution der Parkinson-Krankheit :
Geschichte—Gegenwart—Zukunft / hrsg. von Peter
Riederer u. Helga Umek. — Wien ; New York :
Springer, 1986.
ISBN-13:978-3-7091-8823-1

NE: Riederer, Peter [Hrsg.]

ISBN-13:978-3-7091-8823-1   e-ISBN-13:978-3-7091-8822-4
DOI: 10.1007/978-3-7091-8822-4

Vorwort

Gezielte und konsequente Erforschung grundlegender Mechanismen der Neurotransmission, Entdeckung der biogenen Amine, Erkennung und Zuordnung von Verhaltensweisen, klinische Beobachtungsgabe, das Zusammentreffen kongenialer Partner und Zufälligkeiten kennzeichnen den Durchbruch der Erkenntnis, daß neurologischen Erkrankungen biochemische Defekte zugrunde liegen, welche pharmakologisch-therapeutisch kompensiert werden können. Es ist keine Frage, daß diese „Sternstunde" mit Grundlagenforschern wie *Arvid Carlsson* und *Oleh Hornykiewicz* und den Klinikern *Walther Birkmayer* und *André Barbeau* namentlich zu verknüpfen ist. Sie haben das Tor zur weiten biochemischen, histologischen und pharmakologischen Erforschung des Gehirns endgültig aufgestoßen. Die Parkinson-Krankheit, für welche der kausale Zusammenhang von Pathomorphologie, Dopamindefizit und Dopaminsubstitution durch L-DOPA vor rund 25 Jahren festgestellt wurde, gilt auch heute noch als „Modellerkrankung" zur Erforschung neurologischer und psychiatrischer Verhaltensweisen. Einen entscheidenden Beitrag zur Erforschung der grundlegenden Mechanismen dopaminerger Neuronen hat die Entwicklung der „Madopar"-Therapie, welche mit *Walther Birkmayer* so eng verknüpft ist, gebracht. Er ist auch einer der wenigen, welcher den langen Weg von den ersten Ansätzen dieser Basistherapie bis zu den aktuellen modulierten Therapieformen mitgegangen ist und mitgestaltet hat.

Es war daher naheliegend, daß Hoffmann-La Roche anläßlich des 75. Geburtstages von Univ.-Prof. Dr. Dr. h. c. *Walther Birkmayer* zu einem Symposium einlud. Die verschiedenen Facetten des Werdeganges von Madopar sowie der geschichtliche Rückblick, gepaart mit persönlichen Erlebnissen und Anekdoten, umwoben die wissenschaftliche Basis dieser Tagung. Die ehrenvolle Aufgabe, als Editoren des Tagungsberichtes zu fungieren, haben wir stellvertretend für alle Freunde des Jubilars gerne übernommen.

Unser besonderer Dank gilt dem Veranstalter des Symposiums, Hoffmann-La Roche, Wien, Grenzach und Basel, dem Lektor, Herrn Martin Schneider, Basel, sowie dem Springer-Verlag Wien für dessen hervorragende Ausstattung des Werkes.

Wien, im November 1985 *Helga Umek*
Peter Riederer

Inhaltsverzeichnis

Laudatio von Herrn Bundesminister für Gesundheit und Umweltschutz Dr. Kurt Steyrer IX

Lechner, H.: Aus dem Leben von Herrn Professor Doktor W. Birkmayer XIII

Aus der Geschichte von L-Dopa

Pletscher, A.: Die Geburt von Madopar: Ratio und Fortuna   3

Carlsson, A.: Entwicklung dopaminerger Mittel für die Behandlung der Parkinson-Krankheit und anderer neurogeriatrischer Erkrankungen: Experimental-Modelle . . .   13

Gerstenbrand, F., Ransmayr, G.: Begleittherapien zu Madopar   29

Danielczyk, W.: Zusammenarbeit mit Prof. Dr. Dr. h. c. Walther Birkmayer in Lainz 37

Kapp, W.: Madopar — die Therapie des Parkinson-Syndroms   43

Gegenwart von L-Dopa

Fischer, P.-A.: Die Entwicklung der L-Dopa-Therapie — Klinische Aspekte im Wandel. 53

Siegfried, J.: Alternative Möglichkeiten zur Madopar-Therapie 65

Schnaberth, G.: Verlaufstypen des Parkinson-Syndroms . . 69

Ott, E., Fazekas, F., Lechner, H.: Ein erhöhtes vaskulär-hämodynamisches Risiko als Komplikationsfaktor im Verlauf und in der Behandlung des Parkinson.   79

L-Dopa in drei Kontinenten

Narabayashi, H.: Die Levodopa-Therapie in Japan   89

Yahr, M. D.: Aspekte zur Pathogenese und Behandlung des Parkinsonismus   97

Herskovits, E.: Therapie des Morbus Parkinson in Argentinien.   105

Zukunft von L-Dopa

Da Prada, M., Zürcher, G., Kettler, R.: Therapieoptimierung mit Madopar HBS und MAO B-Hemmer.   113

Riederer, P., Sofič, E., Rausch, W. D., Kruzik, P., Youdim, M. B. H.: Dopaminforschung heute und morgen — L-Dopa in der Zukunft   127

Birkmayer, W.: Madopar — Ratio und Fortuna, wie ich es erlebte.   145

Epilog von Herrn Generaldirektor Alexander Razumovsky von Hoffmann-La Roche Wien   151

Sachverzeichnis.   153

Verzeichnis der Präparatenamen und Generic names. . .   157

Laudatio von
Herrn Bundesminister für Gesundheit
und Umweltschutz Dr. Kurt Steyrer

Als Hofmann-La Roche an mich herangetreten ist, den Ehrenschutz für das Symposium „25 Jahre L-Dopa, 75 Jahre Prof. Dr. Walther Birkmayer" zu übernehmen, habe ich spontan, sofort und bereitwilligst „ja" gesagt, weil ich damit Gelegenheit habe, einen langjährigen lieben Freund anläßlich seines 75. Geburtstages zu ehren.

Walther Birkmayer, der mir seine lange kritische Freundschaft erwiesen hat, kritisch im positiven Sinn, weil er einer ist, der nicht zu allem „ja" sagt, weil er ein guter Freund ist. Er ist mir als ein Arzt in Erinnerung, der immer das vorexerziert hat, was einen Arzt zum guten Arzt macht, nämlich die unmittelbare Zuwendung zum Patienten. Er hat durch seine langjährige Tätigkeit im Krankenhaus Lainz etwas aufgebaut, was damals unfaßbar schien. Viele seiner Patienten hätten ihn eigentlich verzweifeln lassen müssen. Oft mußte er diese Patienten in stärkster Not als unheilbar erkennen und leitete davon die Verpflichtung ab, zu forschen, wie diesen Menschen geholfen werden kann. Ich, als Arzt, weiß, wie schrecklich die Parkinsonsche Krankheit ist. Wir kennen die Ursache noch nicht, wissen aber über die schwere Symptomatik dieser Krankheit Bescheid.

Es ist faszinierend, in dem eben gezeigten Film, der vor 25 Jahren gedreht wurde, mitzuerleben, wie mit der von Prof. Birkmayer entwickelten L-Dopa-Therapie kurzfristig und auch langfristig geholfen werden konnte. Dafür möchte ich als Gesundheitsminister und als Arzt dem Forscher und Arzt Walther Birkmayer danken. Ich möchte ihm darüber hinaus sagen, daß die medizinische Welt in Österreich seine Tätigkeit würdigt. Das Wissenschaftsministerium hat ihn durch die Verleihung des Ehrenkreuzes für Wissenschaft und Kunst ausgezeichnet. Aber es gibt noch größere Auszeichnungen, nämlich die

Zuwendung, die er von seiten seiner Familie, seiner Freunde und vieler Ärzte in Österreich erfahren konnte, und das muß doch beglückend sein.

Walther Birkmayer feiert seinen 75. Geburtstag. Er hat noch immer viel Kraft in sich und gibt uns die Sicherheit, daß er mit seiner Schaffenskraft der Medizin noch viele Impulse geben wird und seinen Freunden noch viele gute Ratschläge erteilen kann, die diese immer gerne akzeptieren und annehmen. Und vor allem wissen wir, daß er einer ist, der für *einen* immer da ist, nämlich für seinen Patienten. Ich wünsche ihm als Gesundheitsminister, Arzt und Freund, daß er uns noch recht lange erhalten bleibt.

Ich danke auch der Firma Hoffmann-La Roche, daß sie dieses Symposium organisiert hat, und möchte dem Generaldirektor Herrn Razumovsky für die gute Zusammenarbeit mit österreichischen Ärzten meinen Dank aussprechen.

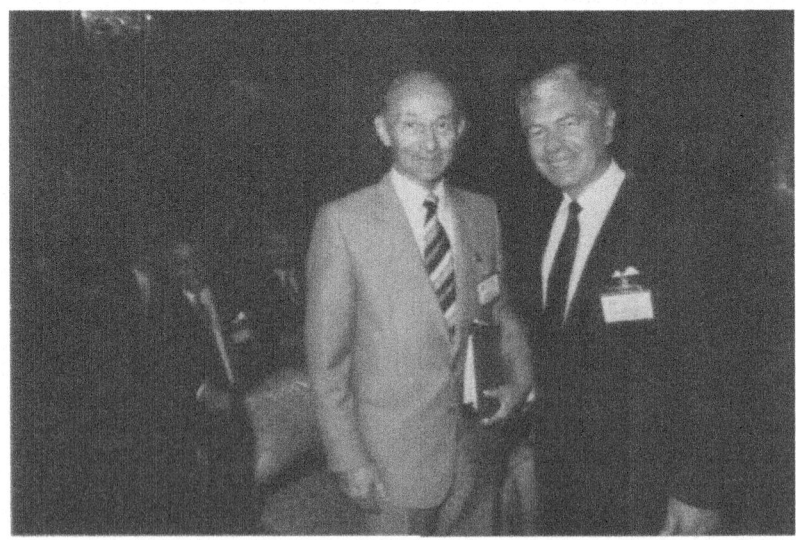

Abb. 1. Herr Univ.-Prof. Dr. Walther Birkmayer, Herr Bundesminister OMR Dr. Kurt Steyrer

Laudatio von Herrn Bundesminister Dr. Kurt Steyrer   XI

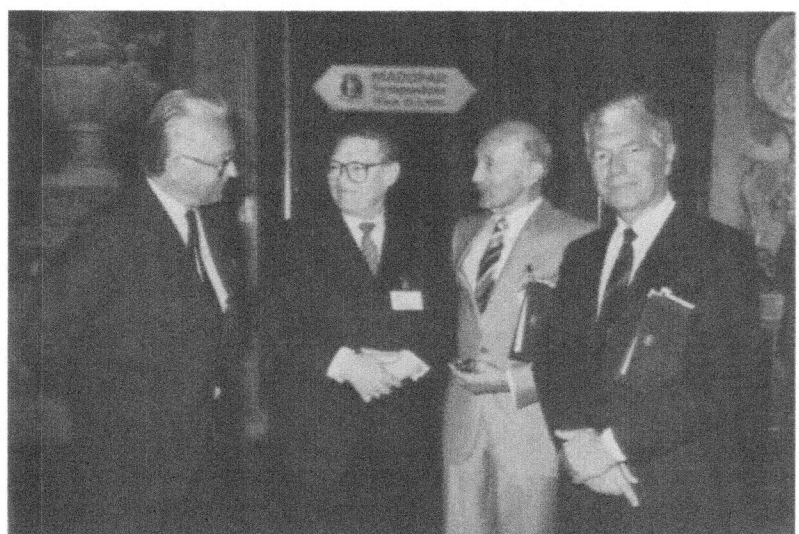

Abb. 2. Herr Gen.-Dir. Alexander Razumovsky, Herr Stadtrat Univ.-Prof. Dr. Alois Stacher, Herr Univ.-Prof. Dr. Walther Birkmayer, Herr Bundesminister OMR Dr. Kurt Steyrer

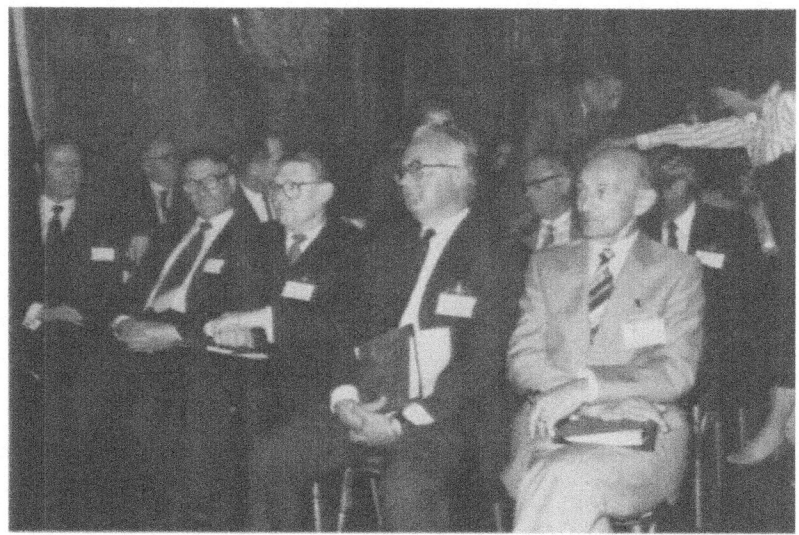

Abb. 3. Herr Prim. Univ.-Doz. Dr. Helmut Umek, Herr Oberstadtphysikus Hofrat Dr. Ermar Junker, Herr Stadtrat Univ.-Prof. Dr. Alois Stacher, Herr Gen.-Dir. Alexander Razumovsky, Herr Univ.-Prof. Dr. Walther Birkmayer

Aus dem Leben von Herrn Professor Dr. W. Birkmayer

H. Lechner

Die Verdienste Walther Birkmayers ohne seine Persönlichkeit in den Vordergrund zu stellen, könnte wohl nur ein sehr unvollständiges Beginnen sein, wobei sie ja gerade die Ursache für die besonderen Leistungen unseres Jubilars ist.

Persönlich hatte ich schon sehr früh Gelegenheit, mit Prof. Birkmayer zusammenzutreffen, insbesondere anläßlich der Neurochirurgischen Symposien in Bad Ischl, wo ich 1954 einen Vortrag über die Beeinflussung des EEGs nach Schädel-Hirntrauma durch anticholinerge Substanzen hielt, eine Untersuchung, die im Lichte der Transmitterforschung jetzt eine ganz andere Interpretation erhielt. In diesem Zusammenhang erlebte ich zum ersten Mal die Ausstrahlung seiner ganzen Persönlichkeit, wie er sich mit neuen Erkenntnissen identifizieren konnte und in der Lage war, die sich ergebenden Erweiterungen blitzartig zu erfassen und damit ein Konzept für die Zukunft zu entwickeln. So stellte er damals bereits Hypothesen über Transmitterbalancestörungen auf, die jetzt, 30 Jahre später, noch Gültigkeit haben und größtenteils als Realität in unsere wissenschaftlichen Erkenntnisse Eingang gefunden haben. Aber nicht nur daß er in der Lage war, Neuerkenntnisse hinsichtlich ihres Wertes blitzschnell zu beurteilen, war er auch ein hervorragender Lehrer, der in der Lage war, auch die Begeisterung an Neuerkenntnissen jungen Wissenschaftern zu vermitteln, wobei er versuchte, ihnen auch immer seine großen didaktischen Fähigkeiten zur Verfügung zu stellen. Diese Tatsache ist aber ganz besonders unter den Schwierigkeiten, die er damals selbst zu überwinden hatte, zu sehen. Trotzdem wollte er aber alle an seinen Ideen teilhaben lassen, ohne an sich zu denken, nur der Sache selbstwillen. Seine Persönlichkeitsstruktur wurde durch die Auseinandersetzungen noch strahlender und damit zu einem Vorbild für nachkommende Ärztegenerationen.

Walther Birkmayer erfaßte schon sehr früh die Tatsache, daß neue Konzepte auch in eine Welt des Fortschritts geboren werden müssen, um so zu überleben und nicht zu verkümmern wie eine Pflanze ohne Wasser in der Wüste.

Trotz der vielen Anfeindungen, die seinen beruflichen Werdegang gekennzeichnet haben, blieb er trotzdem seiner positiven Einstellung treu, wobei er es durch die Ausstrahlung über den eigenen Sprachraum hinaus zu einer weltweiten Anerkennung gebracht hat.

Aber nicht nur die kühle intellektuelle Überlegung war für seinen Erfolg bestimmend, sondern auch die Einbeziehung der Affektivität, die sicher auch der Grund für seine Erfolge war und ist. Er bezog seine Anregungen am Krankenbett, und der Wille zum medizinischen Erfolg — wobei er seine ganze Persönlichkeit einsetzte — machte ihn zu einem hervorragenden Vertreter der Wiener Medizinischen Schule und damit der Österreichischen Medizin.

Aber der Mensch Birkmayer als Wissenschafter und Arzt dargestellt deckt nur eine Variante seiner Persönlichkeit, die andere gilt seiner Frau und seiner Familie, wobei der 1984 an seine Freunde und Bekannten auf der ganzen Welt versandte Weihnachtsbaum die tiefe Verwurzelung in der Familie kennzeichnete.

Die spezielle berufliche Entwicklung von Walther Birkmayer ist dadurch geprägt, daß er nach seiner Promotion beschloß, sich dem Nervensystem zuzuwenden, und so trat er 1935 in die Universitätsklinik für Neurologie und Psychiatrie ein, wo er bis 1939 tätig war und hier für seinen weiteren Lebensweg die fachliche Prägung erhielt.

Durch die Wirrnisse des letzten Krieges konnte er sich auch nicht einer Einberufung in die Deutsche Wehrmacht verschließen und kehrte dann als Verwundeter nach Wien zurück. Hier übernahm er das Hirnverletztenlazarett, wo er als vorbildlicher Arzt tätig war.

Sein großes wissenschaftliches Feuer kann man wohl am besten dadurch erkennen, daß er die Erfahrungen über 3000 Hirnverletzte zu Papier brachte und sein Buch nach wie vor zu den Standardwerken gehört; nicht nur dadurch, daß er die verschiedenen Symptome hinsichtlich ihrer lokalisatorischen Wertigkeit beschrieb, sondern auch funktionelle Zusammenhänge erfaßte und damit neue Konzepte der sinnlichen Wahrnehmung entwickelte. In diese Zeit fällt auch die Umreißung des Begriffes „vegetative Ataxie", wobei er darunter verstand, daß die Kapazität der vegetativen Reaktionsbereitschaften durch das Trauma eingeschränkt wurde und es zu unzurei-

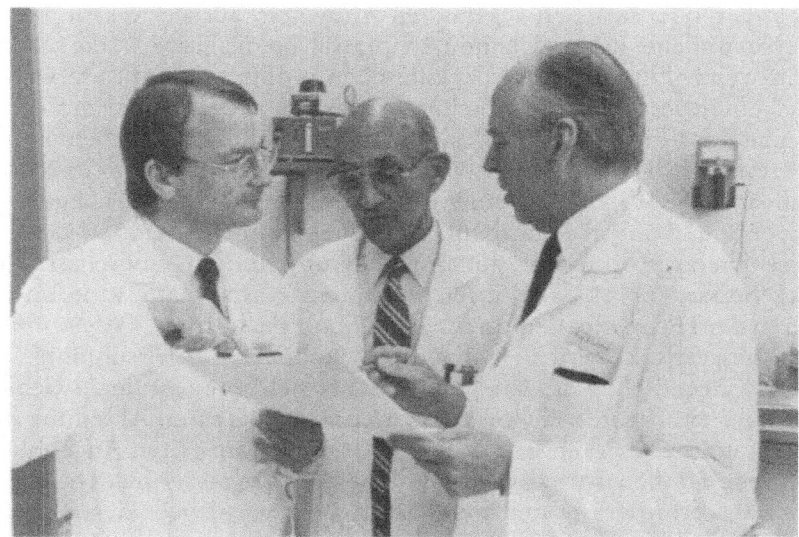

Abb. 1. Herr Univ.-Prof. Dr. Walther Birkmayer mit Herrn Univ.-Prof. Dr. Helmut Lechner (rechts) und Herrn Univ.-Prof. Dr. Erwin Ott

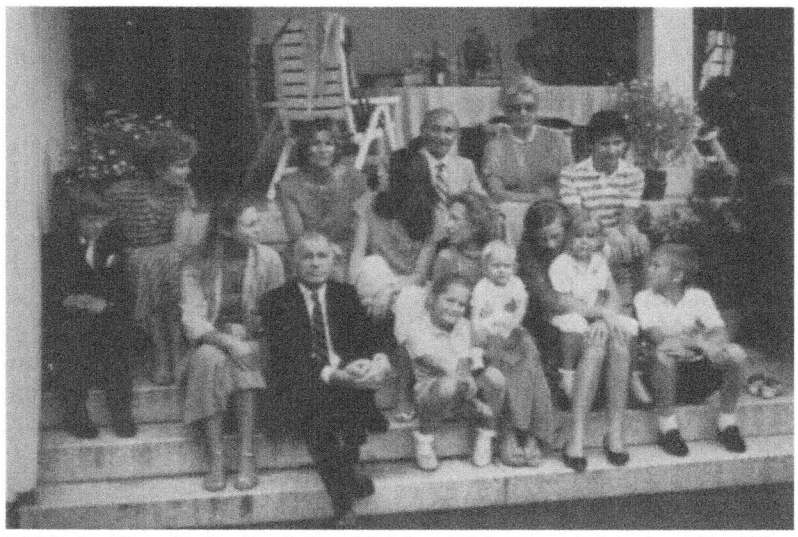

Abb. 2. Herr Univ.-Prof. Dr. Walther Birkmayer mit seiner Familie

chenden oder falschen vegetativen Antworten auf Reize kam. Folge davon war eine unzureichende Adaptation an die Umwelt, die sekundär zu einer Einschränkung der klinischen Leistungsbreite führte, wobei sich ein neues Konzept abzeichnete, seelische Vorgänge, psychosomatische Reaktionsweisen und metabolische Vorgänge in Beziehung zu setzen. Bei der Betreuung von Gehirnverletzten erkannte er schon sehr früh die Wichtigkeit einer therapeutischen Kette, ausgehend von psycho- und physikotherapeutischen Maßnahmen über medikamentöse Therapieformen bis zur Eingliederung in die Gesellschaft. Die Ergebnisse, die er dabei erreichte, waren beispielhaft, so konnten 45 % der Hirnverletzten ihrem alten Beruf nachgehen, 49,5 % mußten umgeschult werden, und nur 5,5 % blieben arbeitsunfähig.

Mit Beendigung des Krieges wandte er sich einem anderen Gebiet zu, und zwar wurde er Vorstand einer neurologischen Abteilung für chronische Kranke in Lainz, eine Position, die im ersten Augenblick als eine ärztlich karitative anzusehen war. *Birkmayer* jedoch ergriff die Herausforderung und wendete sein Schwergewicht dem Parkinson zu. Die Mehrzahl seiner Patienten waren MS-Kranke, Parkinson-Patienten und Patienten nach Schlaganfällen, wobei die Auswahl sicher mit seinen seinerzeitigen Ideen über die Möglichkeiten von Transmittersubstitutionen mit entscheidend waren. An den Parkinson-Patienten beeindruckte ihn — neben den klassischen Defekten (Tremor, Rigor, Akinese) — das krisenhafte Auftreten von vegetativen Dekompensationen, Schweißausbrüchen, vermehrten Talgproduktionen, Speichelfluß sowie Schlafstörungen, Fettsucht, Magersucht und kurzzeitige depressive Verstimmungen. Entscheidend für ihn war damals das phasenhafte Auftreten, wobei die Symptome oft wieder nach 20—40 Minuten verschwanden, woraus er den Schluß zog, daß hier irgendwelche stoffwechselmäßige Veränderungen, die von irgendwo ausgelöst wurden, für die Symptome verantwortlich sind.

Die grundlegenden Versuche von *Brodie* waren für ihn dadurch der zündende Funke, daß gezeigt wurde, daß man durch Reserpin biogene Amine aus den Ganglienzellen freizusetzen in der Lage ist. Das Vorhandensein von biogenen Aminen im Hirnstamm wurde von verschiedenen Forschern demonstriert (*M. Vogt, U. von Euler, B. M. Twarog* und *A. Carlsson*). So war für ihn klar, daß die Symptome über ein Freiwerden von Neurotransmittern zustande kommen müßten. Der Zusammenfall von Voraussetzungen der Biochemie und klinischen Beobachtungen bei Parkinson-Kranken am Krankenbett, aktivierte seine Vorstellung eine Substitutionstherapie zu beginnen und damit einen ersten Schritt zu einer kausalen Therapie. Nachdem die Defekte in dem Transmitterprofil im Gehirn verstorbener Parkinson-Kranker aufgezeigt wurden, begann er eine Substitu-

Aus dem Leben von Herrn Professor Dr. W. Birkmayer   XVII

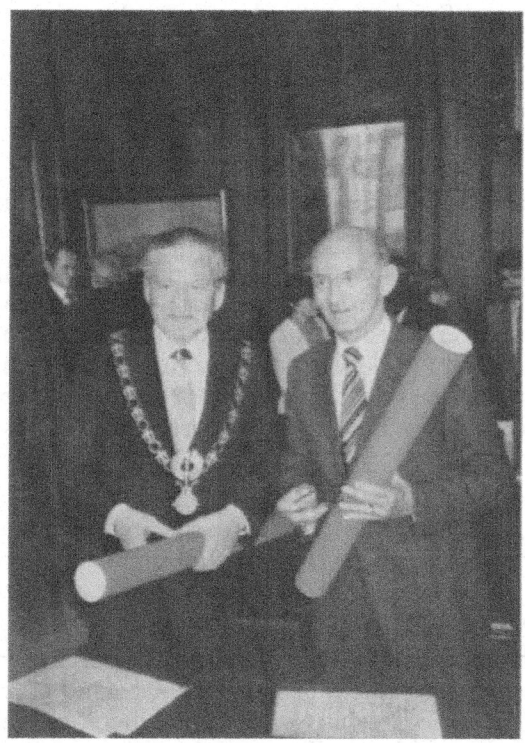

Abb. 3. Herr Univ.-Prof. Dr. Walther Birkmayer in Budapest bei der Verleihung des Ehrendoktorates

tionstherapie mit den Präkursoren L-Dopa, L-Tryptophan, Dioxyphenylserin (*Birkmayer, Hornykiewicz,* 1961). Die Dopa-Substitution brachte dabei eine Verbesserung der Akinese und des Rigors, weniger des Tremors. Periphere Nebenwirkungen von L-Dopa wie Nausea, Erbrechen, Arrhythmien, schränkten jedoch die Verwendung ein. Der nächste Schritt bestand in einer Kombination von L-Dopa mit Benserazid (peripherer Decarboxylase-Hemmer) (*Birkmayer, Mentasti,* 1967). Damit waren die peripheren Nebenwirkungen praktisch verschwunden und die zentralen Effekte aber verstärkt. Das zugeführte L-Dopa führte bei zu hoher Dosis, aber auch bei fortgeschrittener Parkinson-Symptomatologie zur Verdrängung des Serotonins und des Noradrenalins aus den Neuronen. Mit L-Tryptophan konnte wiederum eine Entleerung des Dopamins, das in fremden Neuronen gelagert war, erreicht werden. Diese Erkenntnisse waren der Anstoß, daß *Birkmayer* die „Balance der Neurotransmitter" postulierte.

Nicht mit den Erfolgen zufrieden, versuchte er gemeinsam mit *Hornykiewicz* eine Kombination von L-Dopa mit verschiedenen Monoaminooxidase-Hemmern. Der klinische Erfolg war zufriedenstellend, aber die Nebenwirkungen waren zu schwer, so daß dieser Weg zurückgestellt werden mußte. Angeregt durch die Untersuchungen von *Knoll* über die Tatsache, daß verschiedene MAO-Hemmstoffe bestehen, setzte er einen Monoaminooxidase-B-Hemmer ein und sah damit klinische Erfolge.

Seinen Arbeiten ist es zu danken, daß durch die Substitutionstherapie mit Neurotransmittern die Parkinson-Kranken eine Lebensverlängerung bei besserer Lebensqualität zu erwarten haben, weiters daß er den motorischen Defekt verringern konnte, aber auch die Fluktuationen im Krankheitsverlauf als auch der Nebenwirkungen der Medikation auf ein Minimum zu reduzieren in der Lage war.

Charakteristisch für *Birkmayer* war und ist, daß er immer neue Wege zu gehen suchte und daß der Nichterfolg am Krankenbett ihn aktivierte und herausforderte, diese abzuklären und damit seine Ergebnisse zu verbessern. In diesem Zusammehang ergab sich eine Kooperation zwischen Prof. *Birkmayer* und mir auf dem Gebiet der Hämorheologie.

Die Tatsache, daß Patienten, die ein Transmittermangelsyndrom zeigten, trotz der Therapie nicht ansprachen, fand eine Klärung dadurch, daß durch die Ergebnisse der Hämorheologie gezeigt werden konnte, daß eine fehlende Transportkapazität bestand. Man war daher in der Lage, hier in den Stoffwechsel einzugreifen und klinische Erfolge zu erzielen. So konnte im Xenon Clearance vor und nach isovolämischer Hämodilutation unter Einbeziehung von Pentoxyfillin eine Verbesserung der Transportkapazität gesehen werden, verbunden mit einer klinischen Besserung. Die vermehrte Hirndurchblutung war der Ausdruck der metabolischen Erfordernisse. Untersuchungen gemeinsam mit *E. Ott* zeigten, daß es sich bei solchen Patienten um kein singuläres Ereignis handelt, sondern daß wir es hier mit einer Gruppe von Parkinson-Kranken zu tun hatten, die wir unter dem Begriff „High hemodynamic risk" zusammenfaßten.

Die Beobachtung von *Birkmayer,* daß es im Rahmen des Parkinsonismus zum Auftreten von depressiven Verstimmungen kommt und diese depressiven Verstimmungen durch Transmittersubstitution aufgehellt werden konnten, führte dazu diese Tatsache auch an anderen Erkrankungen des depressiven Formenkreises zu studieren. Insbesondere die Erschöpfungsdepressionen schienen sich für dieses Therapiekonzept anzubieten.

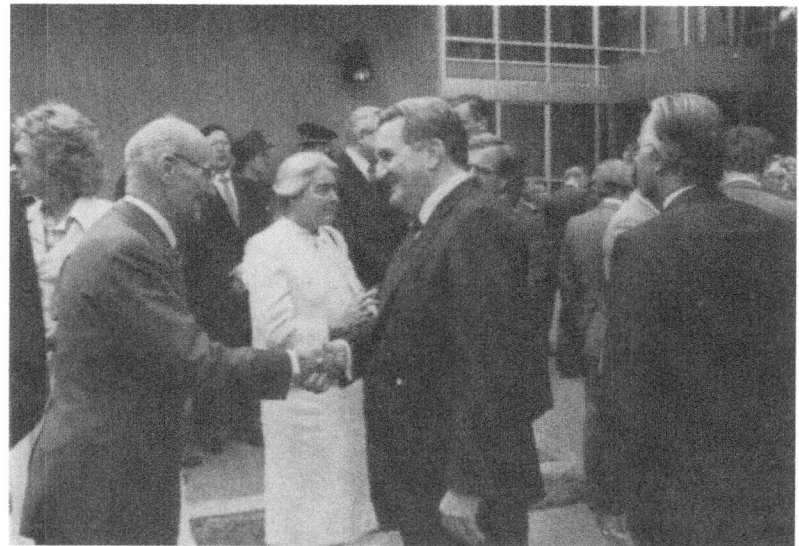

Abb. 4. Herr Univ.-Prof. Dr. Walther Birkmayer mit Herrn Präsident Fritz Gerber von Hoffmann-La Roche Basel

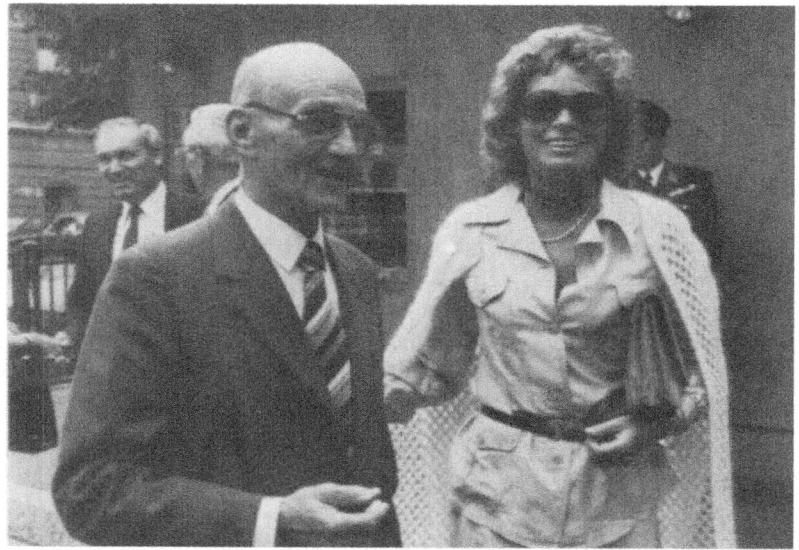

Abb. 5. Herr Univ.-Prof. Dr. Walther Birkmayer mit Frau Razumovsky

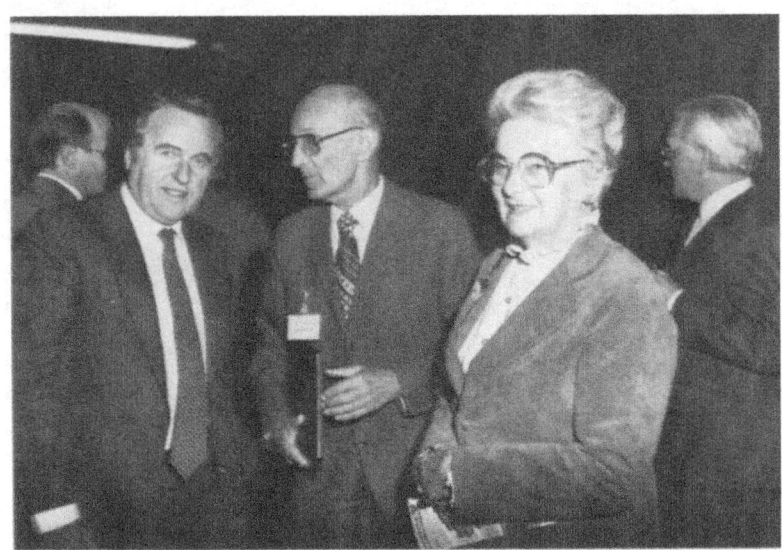

Abb. 6. Herr Univ.-Prof. Dr. Walther Birkmayer mit Herrn Univ.-Prof. Dr. Franz Gerstenbrand

Sein erfolgreiches Wirken hat aber auch eine Reihe von Anerkennungen zur Folge gehabt, so wurden ihm im In- und Ausland nachfolgende Auszeichnungen verliehen:

1975 das Ehrenzeichen für Kunst und Wissenschaft 1. Klasse
1981 die große Ehrenmedaille in Gold der Stadt Wien
1981 wurde er Ehrenmitglied des Wiener Vereins für Neurologie und Psychiatrie
1981 Präsident der Österreichischen Parkinson-Gesellschaft.
Im Ausland fand sein Wirken Niederschlag
1968 durch die Ehrenmitgliedschaft der Französischen Neurologengesellschaft und
1984 durch die Verleihung eines Ehrendoktors der Semmelweis-Universität in Budapest.

13 Bücher und über 400 Arbeiten zeugen von seiner Schaffenskraft, und so darf ich ihm für die Zukunft wünschen, daß unser Jubilar bis zu seinem 100. Lebensjahr in körperlicher und seelischer Verfassung in der Lage ist — bedingt durch einen Transmitterreichtum — uns mit seinen Ideen zu stimulieren.

Aus der Geschichte von L-Dopa

Die Geburt von Madopar: Ratio und Fortuna

A. Pletscher

Department Forschung, Kantonsspital Basel, Schweiz

Ratio, primum movens

Nach dem Zweiten Weltkrieg setzte im Zuge einer kaum je dagewesenen Belebung der biologischen Forschung auch eine spektakuläre Entwicklung der Neurobiologie, einschließlich der humoralen Neurotransmission, ein. Unter anderem wurden Biosynthese und Metabolismus von Transmittern, z. B. von Katecholaminen, aufge-

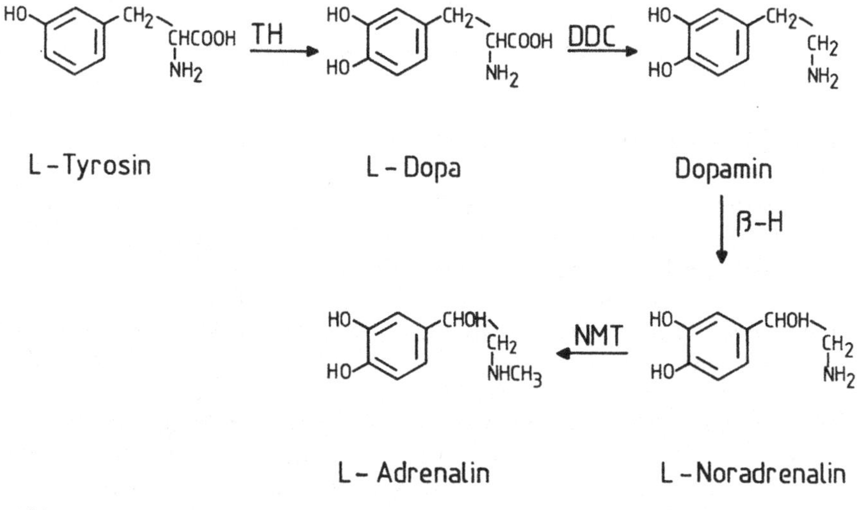

Abb. 1. Biosynthese der Katecholamine. *TH* Tyrosinhydroxylase, *DDC* L-Dopa-Decarboxylase (Decarboxylase aromatischer Aminosäuren), *β-H* Dopamin-β-Hydroxylase, *NMT* N-Methyltransferase

klärt (Abb. 1), und die Zeit für die angewandte Forschung reifte heran. Die forschende pharmazeutische Industrie trat in Aktion, denn Lösungen oder Fortschritte auf den Gebieten der kardiovaskulären und neuropsychiatrischen Krankheiten standen am Horizont. Mit guten Gründen konnte z. B. erwartet werden, daß Verbesserungen zu erreichen seien, wenn es gelänge, die Biosynthese von Noradrenalin (NA) zu hemmen, diesem Transmitter, welcher Konstriktion der Arteriolen bewirkt und auch in der Pathophysiologie neuropsychiatrischer Störungen eine Rolle spielt. Was war also zum Beispiel logischer, als nach Hemmstoffen biosynthetischer Enzyme von NA zu suchen. Die Forschung war erfolgreich. Ein forschendes pharmazeutisches Unternehmen in den USA entwickelte einen Hemmer der Decarboxylase aromatischer Aminosäuren (L-Dopa-Decarboxylase): α-Methyldopa (Abb. 2), ein Homolog von Dopa. In klinischen Untersuchungen zeigte die Verbindung tatsächlich eine hypotensive Wirkung, und die Substanz wurde als Medikament zur Bekämpfung des hohen Blutdrucks in die Klinik eingeführt. Das logische Vorgehen hatte einen Triumph errungen.

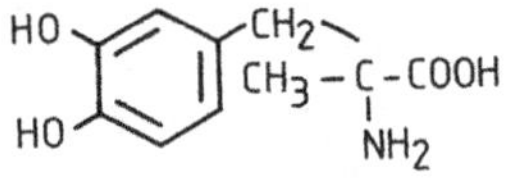

Abb. 2. Chemische Formel von α-Methyldopa

Die Enttäuschung

Die Suche nach noch besseren Decarboxylasehemmern ging weiter, da α-Methyldopa eine relativ schwache Wirkungspotenz aufwies. Bei F. Hoffmann-La Roche & Co. AG, Basel wurde durch enge Zusammenarbeit zwischen Chemie, Biochemie und Pharmakologie ein Hemmer entwickelt, der *in vitro* und *in vivo* um ein Vielfaches stärker wirksam war als α-Methyldopa. Es handelte sich um Ro 4-4602, später Benserazid genannt [1] (Abb. 3). Die geweckten Hoffnungen wurden aber enttäuscht, weil in der klinischen Prüfung selbst hohe Dosen von Benserazid — es wurden Tagesdosen bis zu 10 g verabreicht — weder blutdrucksenkende Wirkung noch Nebenwirkungen zeigten. Ähnliche Erfahrungen wurden auch anderswo mit hochpotenten Decarboxylasehemmern gemacht. Es mußte also etwas an der ursprünglichen Theorie nicht richtig sein.

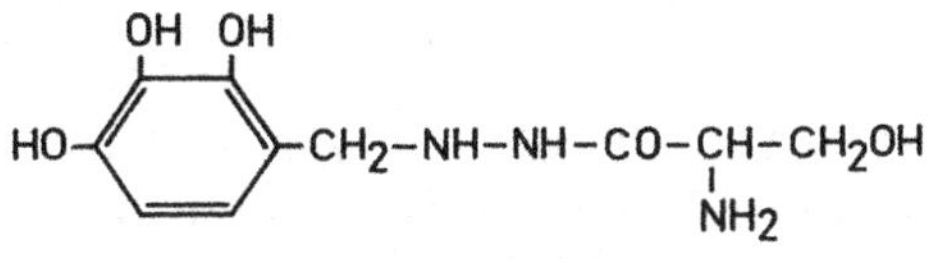

OH OH
HO–⌬–CH$_2$–NH–NH–CO–CH–CH$_2$OH
                              |
                              NH$_2$

Ro 4-4602

Abb. 3. Chemische Formel von Benserazid

Die Lösung des Rätsels erfolgte durch die Grundlagenforschung. Es wurde klar, daß Decarboxylasehemmung eine schlechte Methode ist, um die NA-Synthese *in vivo* zu hemmen, da dieses Enzym in der biosynthetischen Kette von NA keine limitierende Funktion hat, sondern im Vergleich zu anderen Enzymen, vor allem der Tyrosinhydroxylase, in großem Überschuß vorhanden ist. Eine wesentliche Herabsetzung der NA-Biosynthese kann selbst dann nicht erwartet werden, wenn die Decarboxylase zu über 90% gehemmt ist (Abb. 4). Der hypotensive Effekt von α-Methyldopa mußte also durch andere Mechanismen zustande kommen als durch Hemmung der Decarboxylase, was später auch bestätigt wurde.

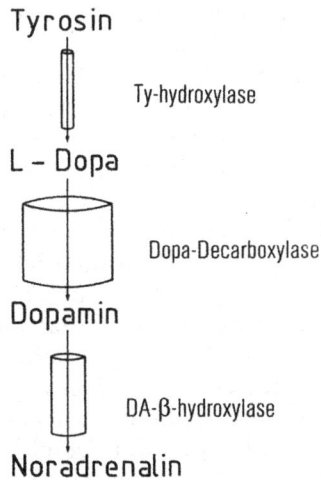

Abb. 4. Grobschematische Darstellung der quantitativen Beziehungen zwischen den Enzymaktivitäten in der Biosynthese von Noradrenalin

Fortuna

Nun trat Fortuna in Gestalt von *W. Birkmayer* auf den Plan. Dieser mir damals unbekannte Wiener Kliniker besuchte uns am 26. Oktober 1961 in Basel. Er berichtete über sensationelle Resultate bei Patienten mit Parkinson-Syndrom, denen er auf Vorschlag von *O. Hornykiewicz* L-Dopa verabreicht hatte [2], und zeigte uns auch einen in seiner Klinik gedrehten Film. *Birkmayer* führte aus und demonstrierte, daß seit längerer Zeit bettlägerige, praktisch völlig akinetische Patienten mit Parkinson-Syndrom nach intravenöser Zufuhr von 50–100 mg L-Dopa unter der Infusion ihre Akinese weitgehend verloren, das Bett verlassen und im Zimmer umhergehen konnten. Die Veränderung des Zustandes erschien derart spektakulär, daß sie ans Unglaubliche grenzte.

Zwei Erklärungsmöglichkeiten standen im Vordergrund. Einerseits wußte man bereits durch die Untersuchungen von *Carlsson* und *Hornykiewicz*, daß Dopamin eine wichtige Funktion als Neurotransmitter im Bereich der Stammganglien des Gehirns ausübte und daß die funktionellen Störungen bei Parkinson-Syndrom mit Verlust dieses Transmitters ursächlich zusammenhingen. Deshalb war denkbar, daß L-Dopa nach Durchdringung der Blut-Hirn-Schranke und Decarboxylierung eine wenigstens teilweise Restitution des fehlenden Dopamins bewirkte. Anderseits konnte es sich aber auch um einen Placebo-Effekt handeln. Im Verlauf der sich dann ergebenden Zusammenarbeit erhielt *Birkmayer* von uns den Rat, den klinischen Versuch mit L-Dopa in Kombination mit Benserazid zu wiederholen. War der therapeutische Effekt von L-Dopa durch seine Decarboxylierung zu Dopamin im Gehirn bedingt, sollte er, nach damaliger Anschauung, durch Benserazid aufgehoben werden, da ja Benserazid die Bildung von Dopamin aus L-Dopa (nicht aus Tyrosin) wirkungsvoll unterdrückt. Nach ein paar Monaten meldete sich *Birkmayer* wieder mit der Nachricht, in Kombination mit Benserazid wirke L-Dopa besser als L-Dopa allein. Dieser unerwartete, mit unbestechlicher Beobachtungsgabe erhobene klinische Befund, der später auch publiziert wurde [3], machte die Forscher bei Roche noch unsicherer, aber auch nachdenklicher. Wir beschlossen, dem scheinbaren Paradoxon durch weitere experimentelle Forschung auf den Grund zu gehen. Die Erklärung ließ nicht lange auf sich warten. Es zeigte sich nämlich, daß der Decarboxylasehemmer Benserazid die Blut-Hirn-Schranke schlecht durchdrang und die Decarboxylierung von L-Dopa deshalb vorwiegend in der Körperperipherie, z. B. Darm, Leber, Herz und Gehirnkapillaren, jedoch nicht oder weniger stark im Gehirnparenchym hemmte (Abb. 5). Infolgedessen kam es nach

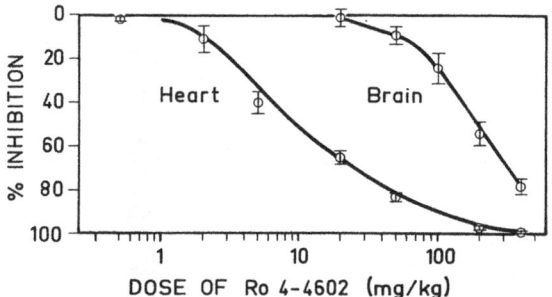

Abb. 5. Hemmung der L-Dopa-Decarboxylase (Ordinate) in Herz und Gehirn von Ratten nach i. p. Injektion von steigenden Dosen von Ro 4-4602 (Benserazid) (Abszisse). Die Wirkung von Ro 4-4602 im Gehirn ist mehr als 10× schwächer als im Herzen [4]

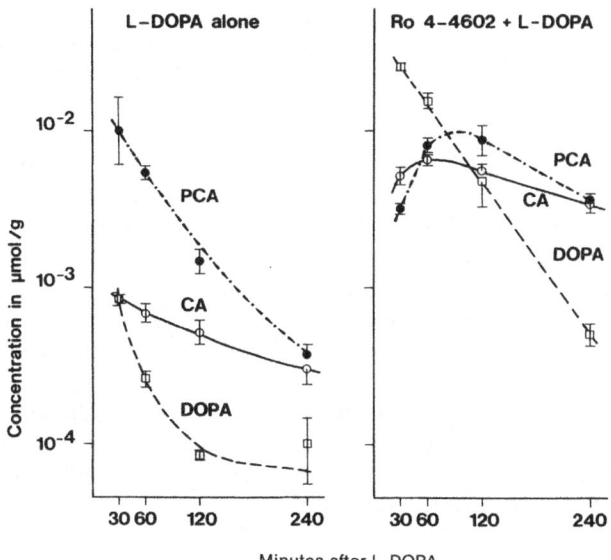

Abb. 6. Wirkung von Ro 4-4602 (Benserazid) auf den Gehalt von ^{14}C-Dopa, ^{14}C-Catecholaminen (CA, vorwiegend Dopamin) und ^{14}C-Phenolcarbonsäuren (PCA, Metabolite der Catecholamine) im Gehirn von Ratten nach i. p. Injektion von 16 mg/kg L-^{14}C-Dopa. Links: Injektion von L-^{14}C-Dopa allein; rechts: Injektion von L-^{14}C-Dopa 30 Minuten nach i. p. Injektion von 50 mg/kg Ro 4-4602 [6]

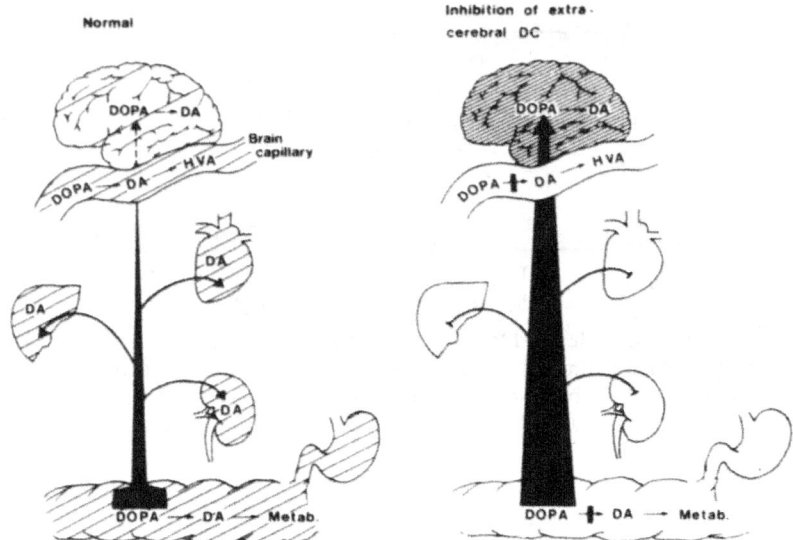

Abb. 7. Penetration von L-Dopa vom Gastrointestinaltrakt in das Gehirn in Ab- und Anwesenheit eines Hemmers der extracerebralen L-Dopa-Decarboxylase. Durch die Schraffierung ist die Konzentration von Dopamin und seinem Hauptmetaboliten Homovanillinsäure (HVA) symbolisiert

einer kombinierten Behandlung mit L-Dopa und Benserazid zu einem stärkeren Anstieg von L-Dopa im Blut als nach Zufuhr von L-Dopa allein, wodurch mehr L-Dopa ins Gehirn gelangte. Hier konnte die Decarboxylierung aber noch stattfinden, die Bildung von Dopamin war wegen des vermehrten L-Dopa-Angebotes sogar höher als nach Zufuhr von L-Dopa allein (Abb. 6 und 7). Den klinischen Beobachtungen von *Birkmayer* lag also eine pharmakologische Wirkung zugrunde.

Die experimentellen Befunde wurden 1967 im *Nature* publiziert [4]; sie bildeten die rationale Grundlage der Behandlung des Parkinson-Syndroms mit Kombinationen von L-Dopa und peripher wirkenden Decarboxylasehemmern.

Per aspera ad astra

Schon in der *Nature*-Publikation war darauf hingewiesen worden, daß die Kombination von L-Dopa und Decarboxylasehemmern eine neue Möglichkeit zur Behandlung des Parkinson-Syndroms biete.

Die weitere Entwicklung dieser Therapie bekam starken Auftrieb, als die bisher umstrittenen *Birkmayer*schen Befunde der klinischen Wirksamkeit von Dopa allein beim Parkinson-Syndrom ihre definitive Bestätigung fanden. Diese erfolgte im Jahre 1967 durch *Cotzias*, der im Vergleich zu früher sehr viel höhere Dosen von Dopa (bis 16 g der D,L-Form pro Tag) verwendete [5].

Von der Kombination L-Dopa-Benserazid waren verschiedene Vorteile zu erwarten, z. B. eine Herabsetzung der Dopa-Dosis und eine Verringerung peripherer Nebenwirkungen (z. B. auf das kardiovaskuläre System) durch Hemmung der Katecholaminbildung aus L-Dopa. Praktisch gab es jedoch Schwierigkeiten zu überwinden. So wurden bei Ratten nach chronischer Gabe von Benserazid auffällige Knochendeformationen beobachtet, welche an die Knochenpathologie bei Lathyrismus erinnerten. Bei Parkinson-Kranken, die Benserazid erhielten, konnten hingegen keine pathologischen Veränderungen der Knochen gefunden werden. Die weitere Abklärung ergab, daß Benserazid nur Störungen des wachsenden Knochens bewirkte. Da das Skelett der Ratten während ihres ganzen Lebens nicht aufhört zu wachsen, hingegen Parkinson-Patienten infolge ihres vorgerückten Alters kein Knochenwachstum mehr zeigen, war die Diskrepanz der Toxizität zwischen Mensch und Ratte erklärt. Eine Toxizität von Benserazid auf das Skelettsystem war beim Parkinson-Syndrom also nicht zu befürchten, was sich auch später in einem sehr großen klinischen Erfahrungsgut bestätigte. Immerhin bildeten die Knochenbefunde an Ratten einen wesentlichen Grund dafür, daß Benserazid in den USA nicht eingeführt werden konnte.

Eine andere Schwierigkeit bei der Entwicklung der Kombinationstherapie L-Dopa-Benserazid betraf das Auffinden des optimalen Verhältnisses zwischen den Wirkungskomponenten. Nach ausgedehnten, zeitraubenden experimentellen und klinischen Untersuchungen gelangten wir schließlich zur Überzeugung, daß das Verhältnis L-Dopa zu Benserazid von 4:1 (Gewichtsteile) für therapeutische Zwecke am geeignetsten war. Dieses Verhältnis, das sich im Medikament Madopar findet, hat sich seither auch bewährt.

Epilog

Für den forschenden Mediziner und den Pharmakologen lassen sich aus der Entwicklungsgeschichte von Madopar (Abb. 8) vier Lehren ziehen.
1. Je besser die biologischen Grundlagen erforscht sind, desto effizienter wird die rationale Suche nach neuen Arzneimitteln.

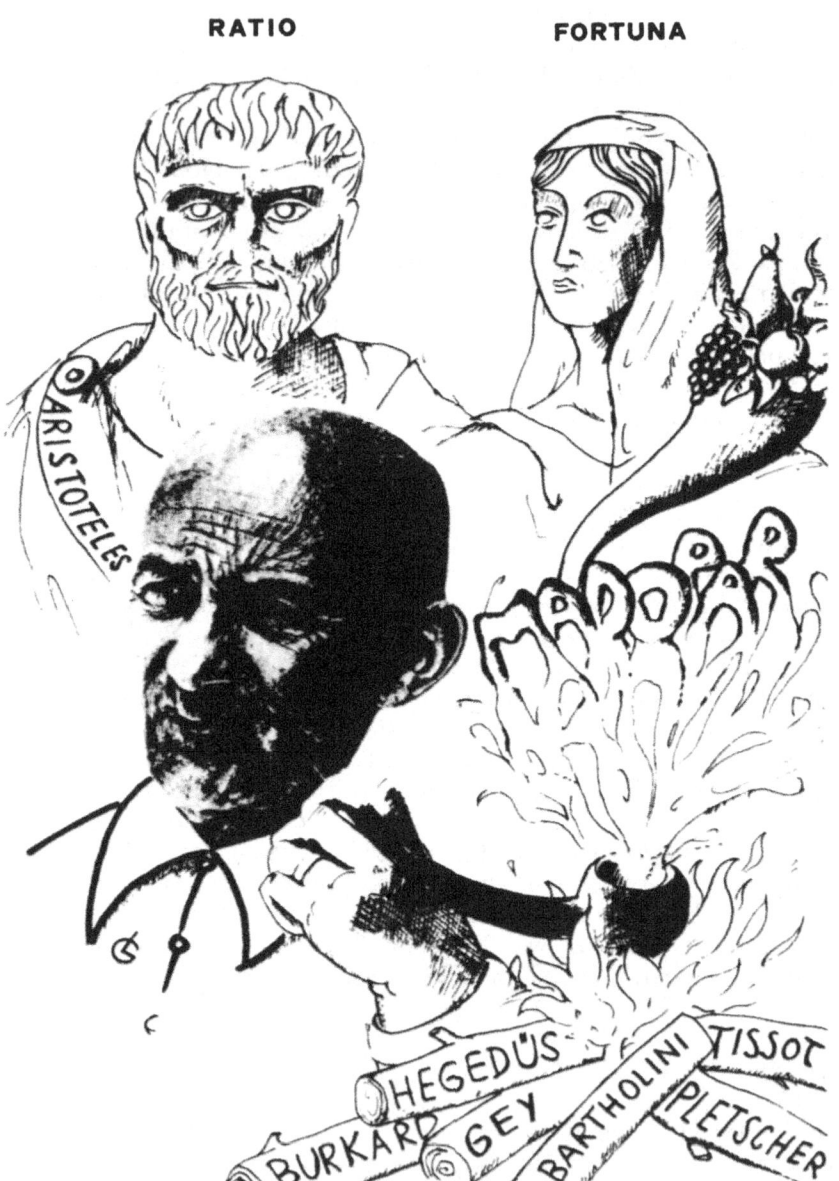

Abb. 8. Die Geburt von Madopar

2. Eine mit Irrtümern behaftete Arbeitshypothese ist oft besser als gar keine.
3. Klinische Beobachtung ist trotz großer Fortschritte der Grundlagenforschung nach wie vor eine wichtige Quelle für den Fortschritt, und
4. Fortuna in Gestalt des Zufalls spielt immer noch eine Rolle; der „Boden", auf den dieser fällt, muß aber vorbereitet sein: „Le hasard n'atteint que les esprits préparés."

Literatur

[1] *Burkard, W. P., Gey, K. F., Pletscher, A.:* A new inhibitor of decarboxylase of aromatic amino acids. Experientia *18*, 411 (1962).

[2] *Birkmayer, W., Hornykiewicz, O.:* Der L-3,4-Dioxyphenylalanin (=DOPA)-Effekt bei Parkinson-Akinese. Wien. klin. Wschr. *73*, 787—788 (1961).

[3] *Birkmayer, W.:* Experimentelle Ergebnisse über die Kombinationsbehandlung des Parkinson-Syndroms mit L-Dopa und einem Decarboxylasehemmer (Ro 4-4602). Wien. klin. Wschr. *81*, 677—679 (1969).

[4] *Bartholini, G., Burkhard, W. P., Pletscher, A., Bates, H. M.:* Increase of cerebral catecholamines caused by 3,4-dihydroxyphenylalanine after inhibition of peripheral decarboxylase. Nature *215*, 852—853 (1967).

[5] *Cotzias, G. C., Van Woert, M. H., Schiffer, L. M.:* Aromatic amino acids and modification of parkinsonism. New Engl. J. Med. *2*, 374—379 (1967).

[6] *Bartholini, G., Pletscher, A.:* Cerebral accumulation and metabolism of ^{14}C-dopa after selective inhibition of peripheral decarboxylase. J. Pharmacol. Exp. Ther. *161*, 14—20 (1968).

Anschrift des Verfassers: Prof. Dr. *A. Pletscher*, Department Forschung, Kantonsspital Basel, Hebelstraße 20, CH-4031 Basel.

Entwicklung dopaminerger Mittel für die Behandlung der Parkinson-Krankheit und anderer neurogeriatrischer Erkrankungen: Experimental-Modelle

A. Carlsson

Pharmakologische Abteilung, Universität Göteborg, Schweden

Die geschickte klinische Nutzung der Experimente mit Versuchstieren führte zur Parkinson-Therapie mit L-Dopa, zu der *W. Birkmayer* soviel beigetragen hat. Reserpin, erst kurz in Verwendung als Anti-Psychotikum, wies eine unerwartete Nebenwirkung auf: die getreue Wiedergabe des Parkinsonschen Krankenbildes. Im Gehirn und in anderen Geweben kam es zum Dopaminschwund und der Abnahme anderer Monoamine. Die durch das Reserpin verursachte Akinesie und Katalepsie, später ein guter Prädiktor der Nebenwirkungen des Parkinsonismus, konnte bei Mäusen und Kaninchen durch Dopa-Injektionen wieder umgekehrt werden [1]. Der Nachweis von Dopamin im Gehirn [2] und dessen Lokalisierung in den basalen Ganglien schien darauf hinzuweisen, der Dopaminverlust sei eine der extrapyramidalen Nebenwirkungen des Reserpins, während die durch die Dopa-Verabreichung verursachte Konzentrationserhöhung des Dopamins die Umkehr der Akinesie und der Katalepsie bewirkt [3, 4]. Daraufhin untersuchten *Ehringer* und *Hornykiewicz* [5] die Basalganglien in Parkinson-Autopsiefällen und entdeckten den durch diese Krankheit verursachten Dopaminschwund. *Birkmayer* und *Hornykiewicz* [6] und *Barbeau et al.* [7] erprobten die Verwendung von L-Dopa bei der Parkinsonschen Krankheit und entdeckten die therapeutischen Möglichkeiten dieses Katecholamin-Vorläufers.

Zur Abklärung verschiedener Aspekte der Pathogenese und Behandlung wurde die experimentelle Forschung fortgeführt. Dieser Vortrag soll keinen Rückblick darstellen, sondern sich mit möglichen zukünftigen Therapieentwicklungen für den Parkinsonismus und andere degenerative geriatrische Gehirnstörungen befassen.

Mängel der gegenwärtigen Parkinson-Behandlung

Die erfolgreiche Parkinson-Therapie bedeutete die erste Möglichkeit des Nachweises einer wirksamen Kompensation eines bedeutenden Verlustes an Nervenzellen, in diesem Fall der chemischen Substitution der dopaminergen Neuronen des strionigralen Bereichs. Diese Behandlung leidet noch an einer Anzahl von Mängeln und Beschränkungen. Nicht jeder Parkinson-Patient spricht nämlich auf die L-Dopa-Behandlung an. Darüber hinaus schränken Nebenwirkungen manchmal den Erfolg wesentlich ein.

Sogar nach anfänglich erfolgreicher Behandlung kann sich der Zustand und auch die Reaktion auf die Behandlung manchmal wieder verschlechtern, unter anderem führt dies manchmal zu den sogenannten On-Off-Erscheinungen (Überblick siehe [8, 9]).

Ein L-Dopa-Präparat mit verlangsamter Abgabe wird benötigt

Die schlechten pharmakokinetischen Eigenschaften können ein Behandlungsversagen bedingen; sie sind ausreichend dokumentiert. Vor allem erscheint es schwierig, bedeutende Schwankungen des L-Dopa-Plasmaspiegels zu vermeiden. Eine Arbeit unserer Gruppe hat dies kürzlich erhärtet: Die On-Off-Schwankungen konnten eindeutig auf Schwankungen des L-Dopa-Plasmaspiegels bezogen werden, wobei Verzögerungen von etwa einer Stunde auftraten ([10], Abb. 1). Hiebei ist zu unterstreichen, daß der Eintritt des L-Dopa in das Gehirn nicht nur durch den Plasmaspiegel dieser Aminosäure, sondern auch durch andere neutrale L-Aminosäuren, die mit L-Dopa um einen gemeinsamen Träger auf der Ebene der Blut-Hirn-Schranke konkurrieren, bestimmt wird. Diesbezüglich konnte festgestellt werden, daß eine Diät mit wenig Protein eine Verringerung der Plasmaspiegel der konkurrierenden Aminosäuren verursacht und dies mit einer Senkung des L-Dopa-Plasmaschwellenspiegels einhergeht, welcher notwendig ist, um den Patienten vom Off- in einen On-Zustand zu überführen ([11, 12], Abb. 2). Bei Ratten konnte festgestellt werden, daß der durch periphere Zufuhr von L-Dopa im Gehirn erzielte Dopa-Spiegel tageszeitlichen Schwankungen unterlag. Maximale Dopa-Spiegel im Gehirn entsprachen minimalen Plasmaspiegeln bei den konkurrierenden Aminosäuren [13].

Sollte es sich als möglich erweisen, diese bedeutenden Schwankungen der L-Dopa-Plasmaspiegel zu vermeiden, welche auch dort auftreten, wo ein peripherer Decarboxylasehemmer beigefügt wird, würden sich wahrscheinlich die On-Off-Schwankungen wesentlich verringern lassen. Bisher sind jedoch die Bemühungen zur Entwicklung eines L-Dopa-Präparats mit verzögerter Abgabe nicht erfolgreich gewesen. Weitere Bemühungen in dieser Richtung könnten jedoch noch zum Erfolg führen.

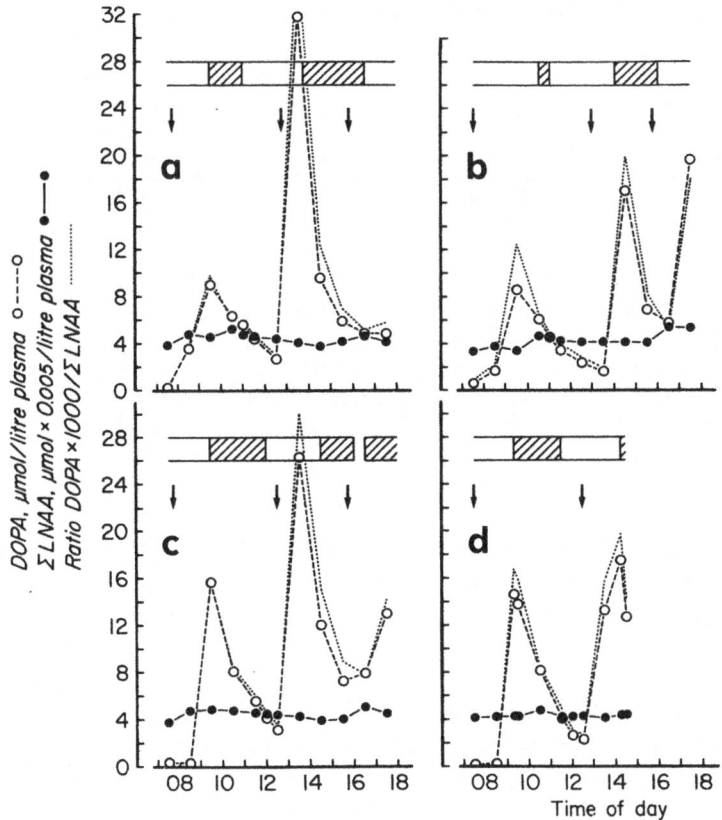

Abb. 1. Dopa-Konzentration und Summe der großen neutralen Aminosäuren (LNAA: Tyrosin, Tryptophan, Phenylalanin, Valin, Leuzin und Iso-Leuzin) bei einem Parkinson-Patienten in Beziehung zu On-Off-Perioden während vier aufeinanderfolgender Tage
Pfeile verweisen auf die Verabreichung von 200 mg L-Dopa plus 50 mg Benserazid. Die schraffierten Teile des horizontalen Oberbalkens zeigen On- und die offenen Teile die Off-Perioden an (aus der Ref. 10)

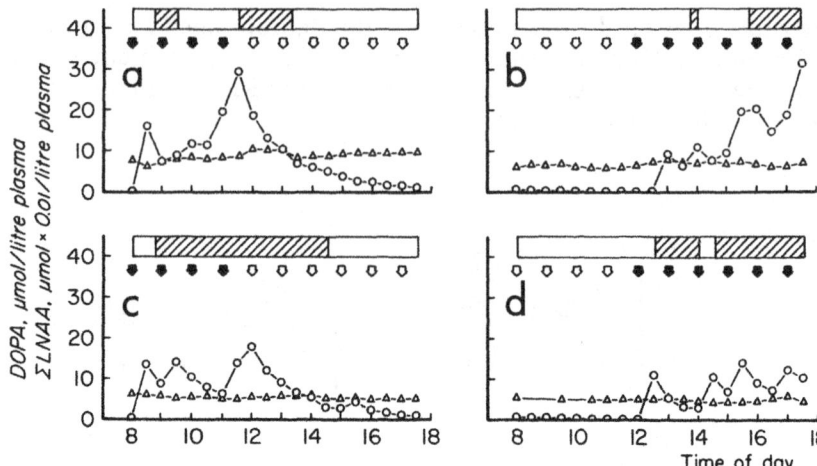

Abb. 2. L-Dopa-Konzentration und Summe der großen neutralen Aminosäuren (LNAA) beim selben Patienten wie in Abb. 1
Jeder ausgezogene Pfeil verweist auf die Verabreichung von 100 mg L-Dopa plus 10 mg Carbidopa; offene Pfeile verweisen auf die Verabreichung eines Placebos. Während der Tage a und b wurde eine Diät mit hohem und an den Tagen c und d eine Diät mit niedrigem Proteingehalt verabreicht. Die schraffierten Teile des horizontalen Oberbalkens zeigen die On- und die offenen Teile die Off-Perioden an (aus der Ref. 11)

*Beschreibung eines hypothetischen Mechanismus,
der der veränderten Ansprechbarkeit,
die zum On-Off-Phänomen führt, zugrunde liegen könnte*

Zu einem besseren Ansprechen führende Präparate könnten nicht nur die On-Off-Erscheinungen wesentlich verringern.

Möglicherweise wären sie auch geeignet, einige der Veränderungen der Patienten-Reaktivität zu verhindern, die man als die Grundlage des On-Off-Phänomens ansieht. Es fehlt an überzeugenden Beweisen, die es gestatten würden, dieses Phänomen auf eine Veränderung der L-Dopa-Pharmakokinetik zurückzuführen [14]. Die Ursachen einer solchen Reaktivitätsänderung sind unbekannt. Ein Sensitivitätsmangel der Dopaminrezeptoren, hervorgerufen von der L-Dopa-Therapie, wird hiefür verantwortlich gemacht. Wenn auch eine solche Hypothese teilweise richtig sein könnte, erklärt sie nicht jene hervorstehende Neigung zu abnormalen unfreiwilligen Bewegungen, die während der On-Perioden beobachtet werden können. Die ganze On-Off-Symptomatik wäre mittels einer mangelhaften

Feedback-Steuerung der strionigralen Bahn, die sich in der strionigralen Feedback-Schleife befindet, und/oder — was vielleicht von größerer Wichtigkeit ist — aufgrund einer bevorzugten Subsensitivität der Dopamin-Autorezeptoren — zusammen mit einer milderen Subsensitivität der postsynaptischen Dopaminrezeptoren zu erklären [15]. Aufgrund einer verringerten Feedback-Hemmung der Dopaminneuronen auf dem Gipfel der Dopaminkonzentration an den Rezeptoren, könnte eine solche vorzugsweise Mangelsensitivität zu den erwähnten abnormen unfreiwilligen Bewegungen führen. Auf dieselbe Weise sollte eine derartige verringerte Feedback-Hemmung die Freigabe und den Stoffwechsel des neugebildeten Dopamins beschleunigen und in einem Zusammenwirken mit der Subsensitivität der postsynaptischen Rezeptoren zu verkürzten therapeutischen Ansprechzeiten führen. Falls sich diese Hypothese als korrekt erweist, könnte ein Präparat mit ausreichender Abgabeverzögerung die den On-Off-Problemen unterliegende, veränderte Reaktivität durch Vermeidung jener übermäßigen Agonistenkonzentrationen, die wahrscheinlich die Hauptursache der Rezeptormangelsensitivität sind, verringern oder mindestens verzögern.

Es wird jedoch gegen diese Hypothese eingewendet, daß das spätere Therapieversagen auf ein Fortschreiten der degenerativen Prozesse zurückzuführen ist und es in den Spätphasen nicht mehr genug ansprechbare Dopaminneuronen gibt. Obwohl dies dazu beitragen kann, wird es sich kaum um den einzigen Faktor handeln. Auch in den Endstadien des Parkinsonismus glaubt man an das Vorhandensein einer abschätzbaren Anzahl Dopaminneuronen, etwa 10 % der Norm, wie dies die Tyrosinhydroxylaseaktivitäten und die Homovanillinsäurespiegel in den Terminalregionen anzuzeigen scheinen.

Überdies sind die verbliebenen dopaminergen Nervenenden noch fähig, nach L-Dopa-Verabreichung wesentliche Mengen Dopamin zu speichern [16].

Die Ergebnisse elektrokonvulsiver Behandlungen, im Tierexperiment in der Lage, Reaktionen auf monoaminerge Agonisten auszulösen, zeigen auch in gewissen Parkinson-Fällen mit schwerer On-Off-Symptomatik bemerkenswerte lindernde Wirkungen, wodurch die vorliegende Hypothese wieder gestützt wird [17]. Wie von den Autoren vorgeschlagen, könnte diese Wirkung sehr wohl durch eine Linderung der Subsensitivität verursacht werden; eine solche Wirkung kann natürlich sowohl bei prä- als auch bei postsynaptischen Dopaminrezeptoren entstehen.

Selektive Dopamin-Autorezeptor-Agonisten und -Antagonisten in Forschung und Therapie

Bisher ist Bromocriptin der einzige direkt wirkende dopaminerge Agonist, der bei der Parkinson-Therapie in bedeutendem Umfang angewendet wurde. In Zukunft werden wahrscheinlich andere Präparate dieser Klasse alternativ oder ergänzend zu L-Dopa nützlich sein können. In der Parkinson-Forschung haben sich zusätzlich zu diesen klassischen Agonisten auch selektive Dopamin-Autorezeptor-Agonisten und -Antagonisten als interessant erwiesen. Über ihr theoretisches Interesse hinaus könnten sie auch von therapeutischem Nutzen sein.

Auf dopaminerge Neuronen übt ein selektiver dopaminerger Autorezeptor-Agonist eine Hemmwirkung aus und läßt daher, falls überhaupt etwas, eine Verschlechterung der Parkinson-Symptome erwarten. Unser Wissen über Dopaminrezeptoren hat sich jedoch während der letzten Jahre wesentlich erweitert. Wir kennen Präparate mit sehr komplexer Wirkung — abhängig von der Lokalisierung und den Versuchsbedingungen — auf die Dopaminrezeptoren. Unter diesen neuen, atypischen Dopaminrezeptoragonisten ist (−)-3-PPP (Abb. 3) am sorgfältigsten untersucht worden (Übersichtstexte [18, 19]). Im Rattengehirn wirkt diese Verbindung auf postsynaptische normosensitive Dopaminrezeptoren wie ein Antagonist, obwohl sie sich von den klassischen Antagonisten durch das Fehlen einer kataleptogenen Wirkung unterscheidet. Bei dopaminergen Autorezeptoren wirkt sie

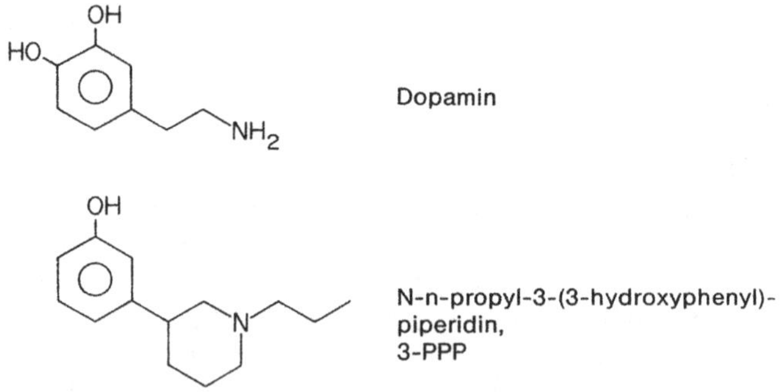

Dopamin

N-n-propyl-3-(3-hydroxyphenyl)-piperidin, 3-PPP

Abb. 3. Strukturformeln für Dopamin und 3-PPP
Die (−)-Form von -3-PPP ist ein Teilagonist bei dopaminergischen Autorezeptoren und laktotropen und emetischen Rezeptoren. Sie wirkt bei postsynaptischen, normosensitiven Dopaminrezeptoren als ein Antagonist und bei denervierten, supersensitiven Dopaminrezeptoren als ein Agonist. Die (+)-Form des 3-PPP ist ein Agonist bei allen Typen zentraler Dopaminrezeptoren

als Teilagonist mit einer intrinsischen Wirksamkeit von etwa 56 %. Mit laktotropen und emetischen Rezeptoren zeigt sie ebenfalls agonistische Eigenschaften.
Bei pharmakologisch denervierten, supersensitiven Dopaminrezeptoren (chronische Reserpinbehandlung oder nigrale 6-OH-Dopaminanwendung wirkt sie — bemerkenswerterweise — als voller Agonist. Nach einer relativ kurzen Reserpineinwirkung (18 Stunden) auf Dopamin-Autorezeptoren erhöht sich die intrinsische Wirkung des (—)-3-PPP um fast 100 %. Solche Beobachtungen führten zu der Hypothese, die Dopaminrezeptoren seien unter der Einwirkung verschiedener Konzentrationen endogener Agonisten langsamen anpassungsmäßigen Strukturveränderungen unterworfen [20]. Handelt es sich um hohe Konzentrationen, wie z. B. in der Synapsenspalte, umfaßt die resultierende Struktur eine geringe Reaktivität und ist ein atypischer Agonist, wie etwa (—)-3-PPP, obwohl bindefähig, nicht fähig, den Rezeptor zu aktivieren, welcher daher das Präparat als reinen Antagonisten erkennt. Dopamin-Autorezeptoren, laktotrope und emetische Rezeptoren sind wahrscheinlich geringeren physiologischen Agonistenkonzentrationen ausgesetzt als die postsynaptischen Rezeptoren. Die resultierende angepaßte Rezeptorstruktur führt zu verschiedenartigen Graden der Reaktivität gegenüber (—)-3-PPP, welches sich daher als Teilagonist erweist. Wo daher einem Dopaminrezeptor chronisch ein Agonist entzogen wird, wird dieser eine Anpassung vollziehen, die gegenüber (—)-3-PPP eine volle agonistische Reaktion ermöglicht.

Eine Verbindung wie (—)-3-PPP kann sich als ein höchst wertvolles Werkzeug für die Parkinson-Forschung erweisen. Dopaminrezeptoren, infolge einer Degeneration der Dopaminneuronen ohne Agonisten, sollten (—)-3-PPP als Vollagonisten erkennen, während noch gut innervierte Rezeptoren dieselbe Verbindung als Antagonisten erkennen. Teilweise denervierte Rezeptoren sollten das Präparat als Teilagonisten erkennen. Im Gegensatz zu einem klassischen Agonisten kann dies zu einer günstigeren Gesamtwirkung (-reaktion) führen. Überdies können auch Informationen über die funktionelle Topographie der Läsion bezogen werden.

Vorläufige Angaben scheinen darauf hinzuweisen, daß sich diese Voraussagen als mindestens teilweise richtig erweisen könnten. Das Trans-Dihydrolisurid ist ein dem (—)-3-PPP ähnlicher atypischer Dopaminrezeptor-Agonist. Zur Wirkung auf Parkinson-Patienten wird berichtet, daß dieses Mittel über Anti-Parkinson-Aktivität verfügt [21, 22], trotz der Tatsache, daß es bei normosensitiven postsynaptischen Dopaminrezeptoren in Versuchstieren über keine agonistischen Eigenschaften zu verfügen scheint.

In unserem Labor vor kurzem unternommene Untersuchungen zeigten die Möglichkeit der Entwicklung *dopaminerger Antagonisten mit Auto*rezeptor-Selektivität [23, 24]. In einer Serie Aminotetralinderivate (Abb. 4) wurde z. B. nachgewiesen, daß die Verbindung N-n-Propyl-cis-(+)-(1s, 2R)-5-methoxy-1-methyl-2-aminotetralin auf dopaminerge Autorezeptoren wie ein Antagonist wirkt, während für postsynaptische Dopaminrezeptoren wenig oder keine Affinität besteht. Diese Verbindung stimuliert über einen weiten Bereich die Lokomotoraktivität bei Ratten; wie das Fehlen der Lokomotoraktivität nach einer Reserpinbehandlung beweist, ist diese Wirkung von der Integrität der dopaminergen Neuronen abhängig. Als Hinweis der Dopamin-Autorezeptorstimulation wird eine gesteigerte Beschleunigung der Dopaminsynthese verursacht [25].

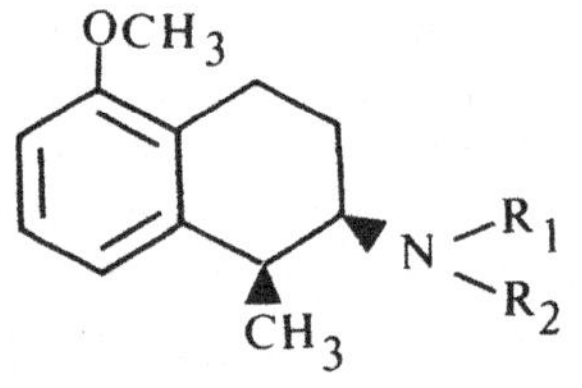

Abb. 4. Strukturformeln einer Serie von 5-Methoxy-1-Methyl-2-Aminotetraline

$R_1 = R_2 =$ Methyl: Verbindung mit klassischem neuroleptischem Profil; Antagonist bei Dopamin-Autorezeptoren und bei postsynaptischen Rezeptoren

$R_1 = R_2 =$ Propyl: Dopamin-Rezeptor-Antagonist, wirkt vorzugsweise bei Autorezeptoren

$R_1 = R_2 =$ Butyl: inaktive Verbindung

$R_1 =$ Propyl, $R_2 =$ H: selektiver Antagonist bei dopaminergischen Autorezeptoren mit geringer oder keiner Affinität für postsynaptische Rezeptoren

Werden sich die selektiven Dopamin-Autorezeptor-Antagonisten als Therapeutika oder Forschungswerkzeuge für Parkinson erweisen? Da die Anzahl der intakt gebliebenen Dopaminneuronen bei fortgeschrittenen Fällen wesentlich verringert ist, ist die Verwendung eines solchen Präparats höchstens in einer frühen Phase aussichtsreich. In der Kombination mit L-Dopa kann eine Wirkungsverbesserung des letzteren Mittels erwartet werden. Langfristig kann sich eine solche Kombination als nützlich bei der Verhinderung der Entwicklung der Autorezeptor-Subsensitivität erweisen, da diese laut der oberwähnten Hypothese zumindest teilweise für die Entwicklung des On-Off-Phänomens verantwortlich ist.

Ist den dopaminergen Präparaten bei der Behandlung von nicht an Parkinson leidenden, neurogeriatrischen Patienten eine Rolle zuzuweisen?

Unter den bisher untersuchten Neurotransmittern scheint Dopamin hinsichtlich der Altersabhängigkeit an der Spitze zu stehen (Übersichtsdarstellung siehe [26]). Daher scheinen Überlegungen über die Verwendung dopaminerger Präparate bei alten Menschen sogar in Abwesenheit von Parkinson-Symptomen gerechtfertigt. Tatsächlich werden dopaminfreisetzende Mittel, wie z. B. Methylphenidat, bis zu einem gewissen Grad, insbesondere bei Fällen von Entzug und Apathie [27, 28], in der neurogeriatrischen Praxis verwendet. Da im Altershirn von nicht an Parkinson leidenden Patienten der Dopaminmangel meist viel geringer ist als bei den Parkinson-Kranken, glaubt man, indirekt wirkende dopaminerge Pharmaka sollten wirksamer sein als bei der Parkinson-Krankheit.

Zur Vermeidung übermäßiger Stimulation scheint die Benutzung eines sich selbst beschränkenden Prinzips geeigneter. Daher wäre ein Dopamin-Aufnahmehemmer, wie z. B. Nomifensin, geeigneter als L-Dopa oder ein dopaminfreisetzendes Mittel, weil er sich wahrscheinlich unter einer strengeren Feedback-Kontrolle befindet. In diesem Kontext sind selektive Dopamin-Autorezeptor-Antagonisten ebenfalls von Interesse. Laut unseren vorläufigen Beobachtungen bei Ratten stimulieren solche Mittel scheinbar auf „physiologische" Weise die Tätigkeit des ZNS, d. h., normale Bewegungen werden höchstens durch einen geringen Grad stereotypen Verhaltens stimuliert. Darüber hinaus läßt sich auch eine Selbstbegrenzung der zentralen Stimulation durch die Verwendung von Mitteln mit einem gewissen Grad postsynaptischer Dopaminrezeptor-Blockade erzielen, was bei hohen Dosierungen zu verringerter Stimulation führt. Das N, N-Dipropylanaloge des oben erwähnten Tetralinderivates ist eine Verbindung mit solchen Eigenschaften [24].

Abschließend ist zu sagen: Die Entdeckung der Dopaminaufnahmehemmer und der selektiven Dopamin-Autorezeptor-Antagonisten führte zu neuen Möglichkeiten der Behandlung neurogeriatrischer Zustände, bei denen der Dopaminmangel eine Rolle spielen kann. Diese Mittel können auch offensichtlich bei anderen Zuständen, bei denen man jetzt noch amphetaminähnliche Verbindungen verwendet, z. B. bei der Narkolepsie, bei minimalen Gehirn-Dysfunktionen und bei affektiven Störungen von Nutzen sein.

Eine mögliche Rolle der endogenen Neurotoxine: die Entdeckung des 5-S-Cysteinyl-Dopamins, eines putativen Autooxidationsproduktes

Überlegungen über die mögliche Rolle zytotoxischer Autooxidations-Quinoidprodukte aus Katecholaminen sind durch die bemerkenswerte Altersabhängigkeit der Katecholamine, insbesondere des Dopamins, ausgelöst worden. Allgemein hält man solche Produkte für Zwischenstufen bei der Bildung von Neuromelanin, welche in katecholaminproduzierenden Nervenzellen vorkommen. Sehr wenig ist über die Geschwindigkeit der Katecholamin-Autooxidation, über den Schutz durch Anti-Oxidantien etc. bekannt. Das Problem wird weiter durch die Speziesvarianz beim Auftreten des Neuromelanins kompliziert, da man die höchsten Spiegel bei den Primaten und sehr geringe z. B. in kleinen Nagetieren vorfindet.

Die Entdeckung und Messung der Quinoid-Autooxidationsprodukte der Katecholamine würde sich wahrscheinlich wegen der großen Reaktivität dieser Verbindungen sehr schwierig gestalten. Als Ansatz hiezu bestünde z. B. die Möglichkeit der Auffindung der Reaktionsprodukte zwischen den Quinonen und einem SH-enthaltenden Metaboliten, wie dem Glutathion. Unter dem Einfluß der Peptidasen ist jedoch zu erwarten, daß ein solches Produkt einer ziemlich raschen weiteren Umwandlung unterworfen wäre. Ein Produkt, dessen Auffindung interessant wäre, wäre das 5-S-Cysteinyl-Dopamin (Abb. 5), welches durch die Abspaltung zweier Aminosäuren vom Glutathion-Anteil entsteht. Wir haben diese Verbindung synthetisiert und HPLC-EC-Methoden für deren Auffindung entwickelt. Hiedurch ist es möglich, im menschlichen Gehirn bei der Leichenbeschau 5-S-Cysteinyl-Dopamin festzustellen [29]. Die Verteilung dieses Metaboliten im Gehirn ähnelt stark jener des Dopamins, die höchsten Spiegel finden sich im Striatum und in der Substantia nigra. Derzeit ist man daran, herauszufinden, ob sich diese und andere Metaboliten auch in den Gehirnen anderer Spezies

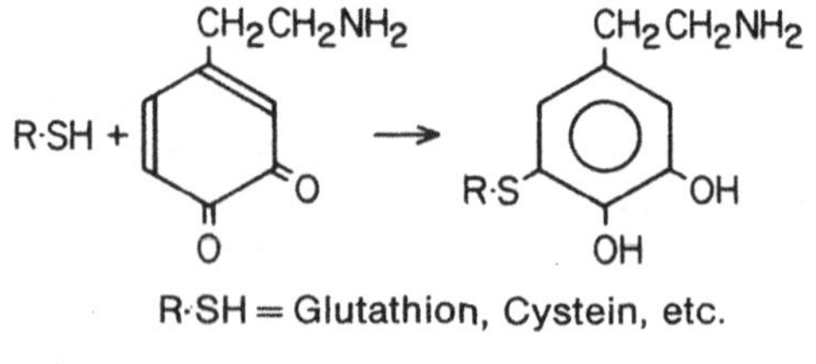

R·SH = Glutathion, Cystein, etc.

Abb. 5. Die Reaktion zwischen einer R·SH-Verbindung und dem Quinon eines Dopamins zur Form 5-R·S-Dopamin

finden. Wir hoffen hiedurch, einen Einblick in die Katecholamin-Autooxidation regelnden Bedingungen und in die physiologische Bedeutung dieser Art von Reaktion, ebenso wie in mögliche pathophysiologische Implikationen zu gewinnen.

MPTP als Wirkstoffmodell

Die Entdeckung der Fähigkeit des N-Methyl-4-Phenyl-1, 2, 3, 6-Tetrahydropyridin (MPTP), eine selektive Degeneration strionigraler dopaminerger Neuronen [30, 31] herbeizuführen, die die komplette Symptomatologie des Parkinsonismus hervorruft, hat viele Labors veranlaßt, die Verbindung zu untersuchen, um den Mechanismus dieser neurotoxischen Wirkungen aufzuklären. Die Tatsache der alleinigen Anfälligkeit der Primaten für dieses Neurotoxin hat Fortschritte in dieser Richtung behindert. Im Gegensatz zu anderen untersuchten Nagern zeigten sich Mäuse [32] glücklicherweise für dieses Neurotoxin anfällig. Dies scheint zu bedeuten, daß bei dieser Spezies eine teilweise Degeneration strionigraler Neuronen herbeigeführt werden kann. Auch die Noradrenalinneuronen des Mäusehirns werden befallen, ein Gegensatz zu den Primatenbefunden.

Per se scheint MPTP nicht für die neurotoxische Wirkung verantwortlich zu sein; es muß einer Oxidation zu einem quaternären Pyridiumion, einer durch die Monoaminooxidase hervorgerufenen Reaktion, unterzogen werden, um die neurotoxische Wirkung herbeizuführen [33]. Mittels des auf der Ebene der Zellmembran der katecholaminergen Neuronen befindlichen Amin-Aufnahmemechanismus muß das neurotoxische Mittel konzentriert werden. Die Blockade der Monoaminooxidase [33] oder des Aufnahmemechanismus [34, 35] blockiert die Neurotoxizität. Der der toxischen Wirkung zugrunde liegende Molekularmechanismus ist noch unbekannt. Die Aufklärung dieses Mechanismus wird hoffentlich neue Wege zur Feststellung der Ätiologie und der Pathogenese des Parkinsonismus und vielleicht auch der deutlichen Altersabhängigkeit der Katecholaminneuronen eröffnen.

Wird eine Vorbeugung möglich sein?

Die derzeitigen Transplantationsversuche hinsichtlich der Parkinsonschen Erkrankung [36] sind von wesentlichem theoretischen Interesse. Forschungsmaßnahmen zur Aufklärung der der Parkinsonschen Krankheit und anderen neurogeriatrischen Störungen zugrunde liegenden Ursachen unter Einbeziehung des Dopamins und zur Entwicklung prophylaktischer Strategien stellen eine noch größere Herausforderung dar. Noch ist es jedoch schwierig, irgendeiner der theoretisch möglichen Ätiologien: Infektion, Autoimmunstörungen, exogenen oder endogenen Neurotoxinen, Mängel trophischer Faktoren etc. Vorrang zu gewähren. Diese Alternativen schließen einander jedoch nicht aus. Der Bedeutung des Themas gemäß müssen Bemühungen in allen diesen Richtungen unterstützt werden. Es erscheint jedoch gerechtfertigt, der oben kurz erwähnten Autooxidationshypothese im Rahmen der strikt neurochemischen Alternativen – und übrigens auch der einzubeziehenden Bildung toxischer freier Sauerstoffradikale – ebenso wie der Möglichkeit einer übermäßigen Stimulierung durch Erreger-Aminosäurentransmitter [37], dem Mangel trophischer Faktoren, wie den Gangliosiden, etc. [38] besondere Aufmerksamkeit zu widmen. Derart könnte eine Prophylaxe eine Stärkung der verschiedenen Anti-Oxidantien-Schutzsysteme, der Verfahren zur Antagonisierung exzessiver Neurotransmitterfunktionen auf prä- oder postsynaptischer Ebene oder die Verabreichung trophischer Faktoren einbeziehen. Angesichts der raschen Fortschritte in diesem Forschungsbereich kann die Prophylaxe innerhalb der nächsten Jahrzehnte zu einer realistischen Alternative werden.

Literatur

[1] *Carlsson, A., Lindqvist, M., Magnusson, T.:* 3,4-Dihydroxyphenylalanine and 5-hydroxytryptophan as reserpine antagonists. Nature (Lond.) *180*, 1200 (1957).

[2] *Carlsson, A., Lindqvist, M., Magnusson, T., Waldeck, B.:* On the presence of 3-hydroxytyramine in brain. Science *127*, 471 (1958).

[3] *Carlsson, A.:* The occurrence, distribution and physiological role of catecholamines in the nervous system. Pharmacol. Rev. *11*, 490–493 (1959).

[4] *Bertler, Å., Rosengren, E.:* Occurrence and distribution of dopamine in brain and other tissues. Experientia *15*, 10 (1959).

[5] *Ehringer, H., Hornykiewicz, O.:* Verteilung von Noradrenalin und Dopamin (3-Hydroxytyramin) im Gehirn des Menschen und ihr Verhalten bei Erkrankungen des extrapyramidalen Systems. Klin. Wschr. *38*, 1236–1239 (1960).

[6] *Birkmayer, W., Hornykiewicz, O.:* Der l-Dioxyphenylalanin (=L-DOPA)-Effekt beim Parkinson-Syndrom des Menschen: Zur Pathogenese und Behandlung der Parkinson-Akinese. Arch. Psychiat. Nervenkr. *203*, 560–574 (1962).

[7] *Barbeau, A., Sourkes, T. L., Murphy, C. F.:* Les catecholamines de la maladie de Parkinson. In: Monoamines et Système Nerveux Central (*Ajuriaguerra, J.,* ed.), pp. 247—262. Genève: George; Paris: Masson. 1962.
[8] *Birkmayer, W., Riederer, P.:* Die Parkinson-Krankheit. Biochemie, Klinik, Therapie, S. 1—217. Wien-New York: Springer. 1980.
[9] *Yahr, M. D.:* Overview of present day treatment of Parkinson's disease. J. Neural Transm. *43,* 227—238 (1978).
[10] *Eriksson, T., Magnusson, T., Carlsson, A., Linde, A., Granérus, A.-K.:* "On-off" phenomenon in Parkinson's disease: Correlation to the concentration of DOPA in plasma. J. Neural Transm. *59,* 229—240 (1984).
[11] *Eriksson, T., Granérus, A.-K., Linde, A., Carlsson, A.:* "On-off" phenomenon in Parkinson's disease: Importance of the relation between DOPA and other large neutral amino acids in plasma (submitted).
[12] *Eriksson, T.:* Regulation of monoamine-precursor transport into the brain. Thesis., pp. 1—25, Göteborg: 1985.
[13] *Eriksson, T., Wiesel, K., Carlsson, A.:* Rat brain concentration of administered amino acids: Dependence on time of day for administration. J. Neural Transm. (in press).
[14] *Marsden, C. D.:* "On-off" phenomena in Parkinson's disease. In: Parkinson's Disease. Current Progress, Problems and Management (*Rinne, U. K., Klingler, M., Stamm, G.,* eds.), pp. 241—254. Amsterdam-New York: Elsevier/North-Holland. 1980.
[15] *Carlsson, A.:* Are "on-off" effects during chronic L-dopa treatment due to faulty feedback control of the nigrostriatal dopamine pathway? J. Neural Transm., Suppl. 19, pp. 153—161. Wien-New York: Springer. 1983.
[16] *Lloyd, K. G., Davidson, L., Hornykiewicz, O.:* The neurochemistry of Parkinson's disease: Effect of L-dopa therapy. J. Pharmacol. Exper. Therap. *195,* 453—464 (1975).
[17] *Balldin, J., Edén, S., Granérus, A.-K., Modigh, K., Svanborg, A., Wålinder, J., Wallin, L.:* Electroconvulsive therapy in Parkinson's syndrome with "on-off" phenomenon. J. Neural Transm. *47,* 11—21 (1980).
[18] *Clark, D., Hjorth, S., Carlsson, A.:* Dopamine receptor agonists: Mechanisms underlying autoreceptor selectivity. I. Review of the evidence. J. Neural Transm. *62,* 1—52 (1985).
[19] *Clark, D., Hjorth, S., Carlsson, A.:* Dopamine receptor agonists: Mechanisms underlying autoreceptor selectivity. II. Theoretical considerations. J. Neural Transm. *62,* 171—207 (1985).
[20] *Carlsson, A.:* Dopamine receptor agonists: Intrinsic activity vs. state of receptor. J. Neural Transm. *57,* 309—315 (1983).
[21] *Corsini, G. U., Horowski, R., Rainer, R., Del Zompo, M.:* Treatment of Parkinson's disease with a dopamine partial agonist. Soc. Neurosci. Abstr. *10,* 290 (1984).
[22] *Riederer, P.:* Personal communication (1985).
[23] *Johansson, A. M., Arvidsson, L.-E., Hacksell, U., Nilsson, J. L. G., Svensson, K., Hjorth, S., Clark, D., Carlsson, A., Sanchez, D., Andersson, B., Wik-*

ström, H.: Novel dopamine receptor agonists and antagonists with preferential action on autoreceptors. J. Med. Chem. (im Druck, 1985).
[24] Svensson, K., Hjorth, S., Clark, D., Carlsson, A., Wikström, H., Andersson, B., Sanchez, D., Johansson, A. M., Arvidsson, L.-E., Hacksell, U., Nilsson, J. L. G.: (+)-UH 232 and (+)-UH 242: Novel stereoselective DA receptor antagonists with preferential action on autoreceptors. Submitted (1985).
[25] Svensson, K., Carlsson, A., Johansson, A. M., Arvidsson, L.-E., Nilsson, J. L. G.: A homologous series of N-alkylated cis-(+)-(1S,2R)-5-methoxy-1-methyl-2-aminotetralins: Central DA receptor antagonists showing profiles ranging from classical antagonism to selectivity for autoreceptors (submitted).
[26] Carlsson, A.: Brain neurotransmitters in normal aging. In: Aging 2000: Our Health Care Destiny, Vol. I: Biomedical Issues (Gaitz, M., Samorajski, T., eds.), pp. 113–122. New York-Berlin-Heidelberg-Tokyo: Springer. 1985.
[27] Ban, T. A.: Vasodilators, stimulants, and anabolic agents in the treatment of geropsychiatric patients. In: Psychopharmacology: A Generation of Progress (Lipton, M. A., DiMascio, A., Killam, K. F., eds.), pp. 1525–1533. New York: Raven Press. 1978.
[28] Prien, R. F.: Psychostimulants in the treatment of senile dementia. In: Alzheimer's Disease. The Standard Reference (Reisberg, B., ed.), pp. 381–386. New York-London: The Free Press. 1983.
[29] Rosengren, E., Linder-Eliasson, E., Carlsson, A.: Detection of 5-S-cysteinyldopamine in human brain. J. Neural Transm. (in press).
[30] Davis, G. C., Williams, A. C., Markey, S. P., Ebert, M. H., Caine, E. D., Reichert, C. M., Kopin, I. J.: Chronic parkinsonism secondary to intravenous injection of meperidine analogues. Psychiat. Res. 1, 249–254 (1979).
[31] Langston, J. W., Ballard, P., Tetrud, J. W., Kopin, I. J.: Chronic parkinsonism in humans due to a product of meperidine-analog synthesis. Science 219, 979–980 (1983).
[32] Hallman, H., Olson, L., Jonsson, G.: Neurotoxicity of the meperidine analogue N-methyl-4-phenyl-1,2,3,6-tetrahydropyridine on brain catecholamine neurons in the mouse. Eur. J. Pharmacol. 97, 133–136 (1984).
[33] Heikkila, R. E., Manzino, L., Cabbat, F. S., Duvoisin, R. C.: Protection against the dopaminergic neurotoxicity of 1-methyl-4-phenyl-1,2,3,6-tetrahydropyridine by monoamine oxidase inhibitors. Nature 311, 467–469 (1984).
[34] Sundström, E., Jonsson, G.: Pharmacological interference with the neurotoxic action of 1-methyl-4-phenyl-1,2,3,6-tetrahydropyridine (MPTP) on central catecholamine neurons in the mouse. Eur. J. Pharmacol. (in press).
[35] Pileblad, E., Carlsson, A.: Catecholamine-uptake inhibitors prevent the neurotoxicity of 1-methyl-4-phenyl-1,2,3,6-tetrahydropyridine (MPTP) in the mouse brain. Neuropharmacol. (in press).

[36] *Olson, L., Backlund, E. O., Herrera-Marschitz, M., Ungerstedt, U., Strömberg, I., Hoffer, B., Seiger, A.:* Intrastriatal chromaffin grafts in experimental and clinical parkinsonism: First impressions. In: Catecholamines, Part C: Neuropharmacology and Central Nervous System—Therapeutic Aspects (*Usdin, E., Carlsson, A., Dahlström, A., Engel, J.,* eds.), pp. 195—201. New York: Alan Liss. 1984.

[37] *Meldrum, B.:* Excitatory amino acids and anoxic/ischaemic brain damage. Trends in Neurosci. 8, 47—48 (1985).

[38] *Ledeen, R.:* Gangliosides of the neuron. Trends in Neurosci. 8, 169—174 (1985).

Anschrift des Verfassers: Prof. Dr. *A. Carlsson*, Department of Pharmacology, University of Göteborg, P.O. Box 33031, S-400 33 Göteborg.

Begleittherapien zu Madopar

F. Gerstenbrand und *G. Ransmayr*
Neurologische Universitätsklinik, Innsbruck, Österreich

Pathomorphologische Grundlage des idiopathischen Parkinson-Syndroms ist der progrediente Zelluntergang dopaminerger nigrostriataler Neurone und damit eine Dopaminverarmung der neostriatalen Synapsen (Übersicht siehe [1]). Auch das mesocorticolimbische dopaminerge System [2] und dopaminerge hypothalamische Neurone [3] sind bei der Parkinson-Erkrankung von der Zelldegeneration betroffen. Die Reduktion des cortikalen Noradrenalingehaltes [4] weist auch auf eine Läsion des noradrenergen Systems hin. Serotoninerge, cholinerge, gabaerge und peptiderge Systeme sind nur zu einem geringeren Grad von der Erkrankung beeinträchtigt (siehe Übersicht [5]).

Die moderne Behandlung des Parkinson-Syndroms wurde von *Birkmayer* und *Hornykiewicz* durch die L-Dopa-Substitutionsbehandlung des Dopamindefizits eingeleitet [6]. Durch eine Kombination von L-Dopa mit einem peripher wirksamen Dopa-Decarboxylasehemmer, wie z. B. dem Benserazid (Madopar), ist der rigidakinetische Symptomenkomplex gut behandelbar. Auch vegetative Symptome (Talgübersekretion) und kognitive Störungen lassen sich zum Teil mit L-Dopa behandeln.

Tremor, ausgeprägter Rigor, Hyperhidrose und Hypersalivation sowie die im Lauf der Erkrankung zunehmenden Nebenwirkungen und Komplikationen der L-Dopa-Therapie erfordern eine Kombinationsbehandlung, in seltenen Fällen sogar die Umstellung von L-Dopa auf Substanzen anderer Substanzklassen. Einen Überblick entnehmen Sie der Tab. 1.

Eine Ergänzung der Behandlung durch Medikamente anderer Substanzklassen ist in der Anfangsphase der Erkrankung vor allem

Tabelle 1. *Substanzgruppen und Einzelsubstanzen zur Kombination mit Madopar in der Behandlung des Parkinson-Syndroms*

Anticholinergika
Ergot-Alkaloid-Derivate
Betablocker

Budipin
Amantadin
L-Deprenil
CDP-Cholin

bei starkem Tremor der Tremordominanzform des Parkinson-Syndroms [7] und bei ausgeprägten vegetativen Symptomen erforderlich.

Dazu eignen sich immer noch Substanzen aus der Gruppe der Anticholinergika. Die am häufigsten bei uns verwendeten Wirkstoffe aus der Gruppe der Anticholinergika und das auch anticholinerg wirksame Antihistaminikum Orphenadrin-Citrat sind in der Tab. 2 angeführt. Häufig ist die anticholinerge Therapie mit Nebenwirkungen wie Mundtrockenheit, Übelkeit, Obstipation, Sehstörungen, Schwindel, leichter Benommenheit, Minderung kognitiver Leistungen und in seltenen Fällen auch mit kardialen Arrhythmien verbunden. Durch sehr langsame einschleichende Dosissteigerung gelingt es jedoch meist, die Nebenwirkungen gering zu halten. Bei erhöhtem Augeninnendruck sowie neurogener oder infravesikaler Blasenentleerungsstörung besteht zumindest eine partielle Kontraindikation gegen die Verabreichung von Anticholinergika.

Auch Betablocker, wie Propranolol (Inderal, Dociton), in einer täglichen Dosierung von etwa 120 mg, und Bupranolol (Betadrenol), 120 mg täglich, können mit gutem Erfolg zur Behandlung des Tremors verwendet werden [8, 9].

Für Parkinson-Patienten mit Herzinsuffizienz, Bradykardie, Schenkel- oder AV-Block, pulmonaler Insuffizienz, peripherer arterieller Durchblutungsinsuffizienz, Diabetes mellitus und orthostati-

Tabelle 2. *Anticholinergisch wirksame Substanzen zur Behandlung des Parkinson-Syndroms*

Benzhexol (Artane)	p. o.	bis 20 mg/die
Benztropin (Cogentin)	p. o.	bis 10 mg/die
Biperiden (Akineton)	p. o.	bis 12 mg/die
Procyclidin-HCl. (Kemadrin)	p. o.	bis etwa 25 mg/die
Bornaprin (Sormodren)	p. o.	bis 12 mg/die
Orphenadrin-Citrat (Disipal)	p. o.	bis 400 mg/die

scher Hypotonie besteht jedoch Kontraindikation. Einschleichende Dosierung und laufende internistische Kontrollen sind bei der Einstellung auf Betablocker notwendig. Werden Betablocker gut toleriert, kann die Dosierung weiter gesteigert werden.

Butyldiphenylpiperidine, Budipin, stellt eine Substanz dar, die sowohl anticholinerg als auch dopaminerg wirkt und somit pharmakologisch den klassischen Anti-Parkinson-Mitteln nicht gleichzusetzen ist [10]. Budipin hat einen guten Effekt gegen Tremor, geringer aber auch gegen Rigor und Akinese und ergänzt den Madopar-Effekt beim Tremordominanz- und Äquivalenztyp [7]. Die Nebenwirkungen von Budipin sind ähnlich denen der klassischen Anticholinergika mit allerdings meist geringerer Ausprägung. Die empfohlene Tagesdosis von Budipin beträgt 30–60 mg. Budipin kann aber auch per infusionem verabreicht werden.

Amantadin ist eine indirekt dopaminerg wirksame Verbindung, deren pharmakologischer Angriffspunkt beim Parkinson-Syndrom noch nicht voll geklärt ist [11, 12]. Wahrscheinlich verändert die Substanz die Membranfluidität von Neuronen, so daß an den Membranen biologische Prozesse aktiviert werden. Amantadin, meist als Amantadinsulfat (PK-Merz) in Verwendung, kann oral (bis 300 mg täglich) und parenteral (bis 200 mg täglich) verabreicht werden. Auch Amantadin-Hydrochlorid (Symmetrel) wird therapeutisch erfolgreich verwendet. Im Anfangsstadium der Erkrankung kann durch Amantadin in Kombination mit L-Dopa-Präparaten mitunter eine Einsparung von Levodopa erreicht werden.

L-Deprenil (Jumex), ein selektiver Monaminoxidase-B-Hemmer, der den Dopaminabbau vermindert [13], ist in der Behandlung des Parkinson-Syndroms, im speziellen des rigid-akinetischen Typs, sowohl im Anfangsstadium der Erkrankung als auch in Phasen zunehmenden L-Dopa-Wirkungsverlustes eine wichtige Ergänzung zur Madopar-Therapie [14]. L-Deprenil ermöglicht in einer Dosierung von 10–15 mg oral täglich eine Reduktion der Levodopa-Tagesdosis und verlängert die Wirksamkeit der einzelnen L-Dopa-Gaben. Die Indikation für L-Deprenil besteht in erster Linie in der Behandlung der sogenannten End-of-Dose-Akinese bzw. des Wearing-off (verkürzte Wirksamkeit von L-Dopa). Neueste Untersuchungen haben ergeben, daß L-Deprenil die Umwandlung von MPTP, einer von Rauschgiftsüchtigen als Opiatersatz verwendeten Droge, in das selektiv die nigrostriatalen Neurone schädigende MPP$^+$ hemmt [15]. Außerdem konnte gezeigt werden, daß L-Deprenil beim Parkinson-Syndrom [16] die Mortalität senkt. Es könnte daraus geschlossen werden, daß L-Deprenil einen protektiven Effekt auf die Progression der Parkinsonschen Erkrankung haben könnte.

In der Therapie des Parkinson-Syndroms ist durch die Einführung der Ergot-Alkaloid-Derivate eine wichtige Erweiterung der Therapiemöglichkeiten gelungen. Die wichtigsten Ergotderivate mit antiparkinsonistischer Wirkung sind das Lysergsäureamid Bromocriptin (Umprel, Parlodel) [17], die 8α-Aminoergoline Lisurid (Dopergin) [18, 19], CQ 32-084 und CU 32-085 (Mesulergin) [20, 21] und die Clavine Pergolide [18, 22] und Lergotrile [23] (Tab. 3). Die dopaminomimetischen Ergot-Alkaloid-Derivate wirken direkt am postsynaptischen Dopaminrezeptor. Ihr Effekt ist daher quasi unabhängig von der Funktion des präsynaptischen Neurons. Bei Patienten mit Schwankungen der Parkinson-Symptomatik, vor allem der Beweglichkeit, die meist mit zunehmender L-Dopa-Behandlungsdauer auftreten, wie verkürzte L-Dopa-Wirksamkeit (wearing off), vom L-Dopa-Einnahmezeitpunkt unabhängige Spontanfluktuationen (On-Off-Phänomen), L-Dopa-induzierten Hyperkinesen sowie L-Dopa-Wirksamkeitsverlust, ist eine Kombination von Madopar mit Ergotderivaten, aber auch mit L-Deprenil (Jumex) meist unerläßlich. Häufig gelingt durch Verabreichung von Ergotderivaten bei unveränderter oder reduzierter Madopar-Tagesdosis eine Stabilisierung der Tagesfluktuationen. Da aber der Madopar-Effekt meist in einem kürzeren Intervall nach der Einnahme der Einzeldosis eintritt als bei den Ergotderivaten, bleibt eine Madopar-Basistherapie häufig unersetzbar. Die Dosis der Ergotderivate darf bei Behandlungsbeginn aufgrund der häufigen Nebenerscheinungen in Form von Übelkeit, Erbrechen, pharmakotoxischen Psychosen oder orthostatischer Hypotonie nur sehr langsam über Wochen einschleichend gesteigert werden. Weitere Nebenerscheinungen der Ergotderivate sind abnorme unwillkürliche Bewegungen (Dyskinesien) sowie Müdigkeit. Bei Lergotrile [23], in geringem Ausmaß bei Pergolide [22] wurde Hepatotoxizität beobachtet. In Einzelfällen kam es bei Pergolide, wie auch bei den anderen Ergotalkaloiden, zu Lungen- und Pleurafibrosen. Auch kardiale Rhythmusstörungen und Knöchelödeme wurden vereinzelt beobachtet [22].

Tabelle 3. *Ergot-Alkaloid-Derivate zur Behandlung des Parkinson-Syndroms*

Clavine	8α-Aminoergoline	Lysergsäureamide
⟨Lergotrile⟩	Lisurid (Dopergin)	Bromocriptin
Pergolide	(bis etwa 4,5 mg/die p. o.,	(Umprel, Parlodel)
(bis etwa 7 mg/die)	0,02–0,05 mg/die i. v.)	(bis etwa 100 mg/die)
	⟨CQ 32-084⟩	
	⟨CU 32-085 (Mesulergin)⟩	

⟨ ⟩ Praktisch nicht mehr in Verwendung.

Beim schweren, fortgeschrittenen und auch beim dekompensierten Parkinson-Syndrom kann die orale Levodopa-Substitution durch eine vorübergehende intravenöse Verabreichung von L-Dopa [24, 25], Amantadin [13], Budipin [10] oder Lisurid [26] erfolgreich ergänzt werden. Der Grund für die Wirksamkeit der intravenösen L-Dopa-Behandlung (etwa 100–120 mg/h gleichzeitig mit oral verabreichtem Decarboxylasehemmer) liegt darin, daß mit zunehmender Behandlungsdauer eine gleichmäßige Verfügbarkeit von oral verabreichtem L-Dopa abnimmt, was unter anderem durch eine unregelmäßige gastrointestinale Resorption [25] und durch eine reduzierte neuronale Speicherkapazität von Levodopa in den degenerierten Neuronen erklärt werden kann [27]. Die teilweise verlassenen Levodopa-Retardformen wie Broca-Dopa und Cerepar haben zuletzt eine gewisse Wiederbelebung erfahren. Retard-Präparate werden vor allem abends zur Behandlung nächtlicher Akinesen sowie morgendlicher dystoner Fußkrämpfe mit Erfolg verabreicht.

Eine Dekompensation eines Parkinson-Syndroms kann durch CDP-Cholin (Startonyl, Nicholine [28, 29]) in parenteraler Form (500–1.000 mg/d i. v. oder auch i. m.), wahrscheinlich aber auch in peroraler Form, mitunter in kurzer Zeit stabilisiert werden. Die Substanz wirkt als Coenzym in der Lecithinsynthese der Nervenzellmembran und hat somit einen völlig anderen Wirkungsmechanismus als die bisherigen Anti-Parkinson-Mittel. Nach eigenen Erfahrungen, die in der Literatur inzwischen bestätigt wurden, kann durch Startonyl eine Einsparung der Levodopa-Dosis erfolgen [28].

Aus der Übersicht jener Substanzen, die mit Madopar in der Behandlung des Parkinson-Syndroms kombiniert werden können, geht hervor, daß L-Dopa in Kombination mit einem Decarboxylasehemmer, wie z. B. das Madopar, aber auch anderen Präparaten, die Basistherapie in der Früh- und auch Spätphase der Erkrankung darstellt. Die dopamimetischen Ergotderivate gewinnen mit zunehmender Krankheitsdauer Bedeutung. Nach dem derzeitigen Wissen ist eine Monotherapie mit Dopamimetika in der Frühphase der Parkinson-Erkrankung vor allem aufgrund des langsameren Wirkungseintrittes der Dopamimetika und akuter Nebenerscheinungen gegenüber Madopar nicht zu bevorzugen, wenn auch unter dopamimetischer Monotherapie die Häufigkeit medikamentös indizierter Dyskinesien im Vergleich zur L-Dopa-Therapie reduziert werden kann [30]. Als neue erfolgversprechende Substanz zur Behandlung des Parkinson-Syndroms in Kombination mit Madopar soll das Apomorphin-Derivat CI 201-678 hervorgehoben werden. In einer eigenen Untersuchung wurde eine stark dopaminerge Wirkung bei nur geringen Nebenwirkungen festgestellt [31]. Anticholinergika, Budipin und

Betablocker werden zur Tremorbehandlung ergänzend verwendet. Amantadin hilft als Adjuvans in den Anfangsphasen der Erkrankung sowie parenteral in fortgeschrittenen Krankheitsstadien. L-Deprenil verzögert den L-Dopa-Abbau und bietet damit die Möglichkeit, die L-Dopa-Verfügbarkeit zu stabilisieren. Auf die Kombination mit psychotropen Substanzen, wie Antidepressiva, Nootropica etc., soll in diesem Überblick nicht eingegangen werden.

Entscheidend für die Planung einer Kombinationsbehandlung des Parkinson-Syndroms ist die Orientierung an den pathophysiologischen und neurobiochemischen Grundlagen der Schädigung an den dopaminergen Neuronen und Dopaminrezeptoren sowie an der Verlaufstypisierung. Je weiter die Krankheit fortgeschritten ist, um so weniger lassen sich die Ausfälle nur über einen therapeutischen Ansatzpunkt beherrschen. Ein wichtiger Grundsatz soll eine möglichst fein abgestimmte, niedrige Dosierung aller verwendeten Medikamente sein.

Vor allem aber soll eine Überladung des geschädigten dopaminergen Systems vermieden werden.

Literatur

[1] *Bernheimer, H., Birkmayer, W., Hornykiewicz, O., Jellinger, K., Seitelberger, F.:* Brain dopamine and the syndromes of Parkinson and Huntington. J. neurol. Sc. *20*, 415–455 (1973).

[2] *Javoy-Agid, F., Agid, Y.:* Is the mesocortical dopaminergic system involved in Parkinson disease? Neurology *30*, 1326–1330 (1980).

[3] *Javoy-Agid, F., Pique, L., Ruberg, M., Ploska, A., Taquet, X., Bertagna, X., Agid, Y.:* Biochemistry of the hypothalamus in Parkinson's disease. Neurology *34*, 672–675 (1984).

[4] *Scatton, B., Javoy-Agid, F., Rouquier, L., Dubois, B., Agid, Y.:* Reduction of cortical dopamine, noradrenaline, serotonin and their metabolites in Parkinson's disease. Brain Res. *275*, 321–328 (1983).

[5] *Agid, Y.:* Biochemische Neuropathologie – ein neuer Zugang zum Verständnis des Morbus Parkinson. Akt. Neurol. *11*, 163–166 (1984).

[6] *Birkmayer, W., Hornykiewicz, O.:* Der Dioxyphenylalanin-(L-Dopa-) Effekt beim Parkinson-Syndrom des Menschen. Arch. Psych. ges. Neurol. *203*, 560–571 (1962).

[7] *Poewe, W., Gerstenbrand, F., Ransmayr, G.:* Klinische Manifestationstypen des Parkinson-Syndroms. Neuropsychiatr. Clinica *2*, 223–228 (1983).

[8] *Marsden, C. D., Foley, Th., Owen, D. A. L., McAllister, R. G.:* Peripheral beta-adrenergic receptors concerned with tremor. Clin. Sci. *33*, 53–65 (1967).

[9] *Gerstenbrand, F., Poewe, W.:* Therapeutic efficacy of beta-adrenergic

blocking agents in Parkinson tremor. In: Current Concepts in the Treatment of Parkinson's Disease (*Yahr, M.*, Hrsg.), S. 112—123. Excerpta Medica: 1983.

[10] *Gerstenbrand, F., Poewe, W., Stern, G.* (Hrsg.): Clinical Experience with Budipine in Parkinson Therapy. Berlin-Heidelberg-New York-Tokyo: Springer. 1985.

[11] *Schwab, R. S., Poskanzer, D. C., England, A. C., Young, R. R.:* Amantadine in Parkinson's disease. Review of more than two years experience. J. A. M. A. *222*, 792—795 (1972).

[12] *Wesemann, W.:* Aspekte zum Wirkungsmechanismus von Amantadinen. In: Amantadin-Workshop 1984 (*Danielczyk, W., Wesemann, W.,* Hrsg.), S. 15—23. Gräfelfing: Socio-medico. 1984.

[13] *Birkmayer, W., Riederer, P., Ambrozi, L.:* Implications of combined treatment with "Madopar" and L-Deprenil in Parkinson's disease. Lancet *i*, 439—443 (1977).

[14] *Gerstenbrand, F., Ransmayr, G., Poewe, W.:* Deprenyl (selegiline) in combination treatment of Parkinson's disease. Acta Neurol. Scand., Suppl. *95*, 123—126 (1983).

[15] *Marsden, C. D.:* Extrapyramidal disorders—new aspects and therapeutic strategies. Introductory guest lecture. 3rd European Workshop on Clinical Neuropharmacology, Rome, April 1985.

[16] *Birkmayer, W., Knoll, J., Riederer, P., Youdim, M. B. H.:* L-Deprenyl leads to prolongation of L-dopa efficacy in Parkinson's disease. Mod. Probl. Pharmacopsychiat. *19*, 170—176 (1983).

[17] *Calne, D. B., Teychenne, P. F., Claveria, L. E., Eastman, R., Greenacre, J. K., Petrie, A.:* Bromocriptine in parkinsonism. Brit. med. J. *2*, 442—444 (1974).

[18] *Lees, A. J., Stern, G. M.:* Pergolide and lisuride for levodopa-induced oscillations. Lancet *ii*, 577 (1981).

[19] *McDonald, R. J., Horowski, R.:* Lisuride in the treatment of parkinsonism. Eur. Neurolog. *22*, 240—255 (1983).

[20] *Poewe, W., Gerstenbrand, F., Ransmayr, G.:* Erfahrungen mit dem Dopaminomimetikum CU 32-085 in der Therapie des Parkinson-Syndroms. Neuropsychiatr. Clin. *1*, 117—123 (1982).

[21] *Schneider, E., Hubener, K., Fischer, P. A.:* Treatment of Parkinson's disease with 8-alpha-amino-ergoline, CU 32-085. Neurology *33*, 468—472 (1983).

[22] *Le Witt, P. A., Ward, C. D., Larsen, T. A., Raphaelson, M. I., Newman, R. P., Foster, N., Dambrosia, J. M., Calne, D. M.:* Comparison of pergolide and bromocriptine therapy in parkinsonism. Neurology *33*, 1009—1014 (1983).

[23] *Klawans, H. L., Christopher, G. G., Volkman, P., Nausieda, P. A., Weiner, W. J.:* Lergotrile in the treatment of parkinsonism. Neurology *28*, 699—702 (1978).

[24] *Nutt, J. G., Woodward, W. R., Hammerstad, J. P., et al.:* The on-off phenomenon in Parkinson's disease: relation to levodopa absorption and transport. N. Engl. J. Med. *310*, 483—488 (1984).

[25] *Quinn, N., Parkes, D., Marsden, D.:* Control of on-off phenomenon by continuous intravenous infusion of levodopa. Neurology *34,* 1131–1136 (1984).

[26] *Quinn, N., Marsden, C. D., Schachter, M., Thompson, C., Lang, A. E., Parkes, J. D.:* Intravenous lisuride in extrapyramidal disorders. In: Lisuride and Other Dopamine Agonists (*Calne, D. B., Horowski, R., McDonald, R. J., Wuttke, W.,* Hrsg.). New York: Raven Press. 1983.

[27] *Ogasahara, S., Nishikawa, Y., Takahashi, M., Wada, K., Nakamura, Y., Yorifuji, S., Tarui, S.:* Dopamine metabolism in the central nervous system after discontinuation of l-dopa therapy in patients with parkinson disease. J. neurol. Sci. *66,* 151–163 (1984).

[28] *Gerstenbrand, F., Poewe, W., Rainer, J.:* Neue Entwicklung in der Parkinson-Therapie. Pharmakother. *4,* 190–194 (1978).

[29] *Ruggieri, S., Denaro, A., Bruno, G., Agnoli, A.:* New strategies in the management of Parkinson's disease: a biological approach using a phospholipid precursor (CDP-choline). Neuropsychobiology *8,* 289–296 (1982).

[30] *Lees, A. J., Stern, G. M.:* Sustained bromocriptine therapy in previously untreated patients with Parkinson's disease. J. Neurol. Neurosurg. Psychiat. *44,* 1020–1023 (1981).

[31] *Birbamer, G., Ransmayr, G., Poewe, W., Gerstenbrand, F.:* Erfahrungen mit einem Apomorphinderivat in der Parkinson-Therapie: Parkinson-Symposium. Wien: Editiones ⟨Roche⟩. 1985. Im Druck.

Anschrift des Verfassers: Prof. Dr. *F. Gerstenbrand,* Neurologische Universitätsklinik Innsbruck, Anichstraße 35, A-6020 Innsbruck.

Zusammenarbeit mit Prof. Dr. Dr. h. c. Walther Birkmayer in Lainz

W. Danielczyk

Neurologische Abteilung des Pflegeheimes Lainz, Österreich

Drei Jahre bevor *W. Birkmayer* die Neurologische Abteilung des damaligen Altersheimes Lainz in Wien übernahm, lernte ich ihn im Evangelischen Krankenhaus für Innere Erkrankungen in Wien kennen und durfte ihm dort 1951 assistieren. Es war gerade nach meiner Promotion, und ich absolvierte das Gegenfach Interne für meine Ausbildung zum Facharzt für Neurologie und Psychiatrie. Ich erkannte rasch, daß ich einen idealen Lehrer gefunden hatte, denn er vermittelte etwas sehr Wesentliches: das Sehen, Beobachten und Erkennen von Verhaltensweisen. Er schärfte den Blick für das von ihm beschriebene „kritische Detail" [1, 2], damals z. B. bei Beobachtung von motorischen Schablonen in der Aufwachphase nach ES-Behandlungen. 1954 kam er nach Lainz, und wenige Monate später gelang es mir, meine Ausbildung bei ihm fortzusetzen. Meine wissenschaftliche Tätigkeit dort begann auf Anregung von *Birkmayer* mit der papierchromatographischen Bestimmung der Aminosäuren im Blut von MS-Kranken im Vergleich zu anderen neurologisch Erkrankten. An der Neurologischen Abteilung in Lainz waren damals über 300 chronisch Nervenkranke, meist ältere multimorbide Patienten.

Unsere Aufgabe war es, diesen Patienten nicht nur — wie es vom Dienstgeber gewünscht wurde — eine Pflege und allgemeine medizinische Betreuung angedeihen zu lassen, sondern auch die chronische neurologische Grundkrankheit therapeutisch zu beeinflussen. Es handelte sich, und dies hat sich bis heute nicht geändert, vorwiegend um Patienten mit Parkinson-Syndromen, MS, Multiinfarktdemenz und Patienten mit seniler Demenz vom Alzheimer Typ. Darüber hinaus hatten wir damals alle Abteilungen des Krankenhauses Lainz neurologisch-psychiatrisch ambulant zu betreuen, heute sind es über 6000 Patienten sämtlicher Pflegeheime der Stadt Wien.

Schon die ersten Jahre in Lainz waren geprägt von der *Birkmayer*schen Ansicht von der Einheit von Neurologie und Psychiatrie. Dies manifestierte sich zunächst bei der Durchführung der sogenannten psychovegetativen Breitwandteste, die mit Adrenalin, Koffein, Antidepressiva und schließlich mit Serotonin und LSD zum Teil auch in Selbstversuchen durchgeführt wurden und eine stundenlange genaue Beobachtung des Verhaltens, der Motorik, der Stimmung, der Bewußtseinshelligkeit, verschiedener Laborparameter und später auch von EEG und EMG erforderlich machten [3, 4, 5]. Man könnte diese Versuche fast mit Lehranalysen vergleichen, da sie Beobachtungsgabe, Objektivität und Selbstkritik außerordentlich förderten. Natürlich auch die Geduld, da die Aufzeichnungen manchmal bis in die Abendstunden fortgesetzt wurden. Paradoxerweise verlor damals unsere Abteilung aus rein bürokratisch-juridischen Gründen die Berechtigung zur Ausbildung.

Unsere Abteilung mit fast durchwegs Schwerkranken wechselte den Namen von Altersheim zu Pflegeheim, und noch heute — es ist überall bekannt, daß wir ein Krankenhaus mit Intensivpflege und Wasserbettstation sind — dürfen junge Kollegen nicht die Behandlung von Nervenleiden im Alter erlernen. Es wurde damals [6] die wichtige Beobachtung untermauert, daß es zu einer Reaktionsverminderung auf vegetativem Gebiet im Alter kommt [7]. Dies wurde in letzter Zeit in geriatrischen Arbeiten bezüglich Ansprechbarkeit auf Katecholamine, Insulin und in immunologischer Hinsicht ausgeweitet. Wir sprachen von einer psychovegetativen Starre im Alter.

Birkmayer verstand es, immer neue Probleme aufzuzeigen und diese dann in eigener Verantwortung von den einzelnen Ärzten seines Lainzer Teams individuell weiter entwickeln zu lassen. Er sorgte dafür, daß Fachärzte durch längere Auslandsaufenthalte an berühmten Universitätskliniken ihren Horizont erweitern konnten. Die Initialzündungen für die wissenschaftliche Arbeit in Lainz gingen von den Mittwochvormittagen, die in der Bibliothek unserer Abteilung stattfanden, aus. Jeder von uns hatte regelmäßig über die neuesten internationalen Arbeiten zu referieren, wobei die Grundlagenforschung und vor allem die Biochemie berücksichtigt wurden. Kaum hatte ich z. B. in den fünfziger Jahren ein Übersichtsreferat über Serotonin im Hirnstamm gehalten, als bereits von *Birkmayer* Serotonin angefordert wurde. Ich wurde beauftragt, Serotonin im Hinblick auf seine Wirkung auf das vegetative Nervensystem zu testen [8, 9]. Darüber hinaus wurden in den späten fünfziger Jahren sowohl Serotonin als auch Reserpin bei Parkinson-Krisen i. v. verabreicht, wobei ich nach der *Udenfried*schen Methode Veränderungen der HIAA im Harn nachweisen konnte. *Birkmayer* ließ mir dann völlig freie Hand, als ich das damals als teilweiser Gegenspieler des Serotonins geltende LSD 25, knapp bevor bei uns L-Dopa bei Parkinson-Patienten verwendet wurde, bei Parkinson-Patienten mehrere Monate einsetzte. Wir sahen eine Antriebssteigerung und eine Verbesserung der Akinese bei Parkinson-Patienten auf tägliche Dosen 10—30 gamma LSD 25. Dies war der erste dopaminerge Agonist, wie sich später herausstellte.

1958, 1959 und 1960 wurde unter Beteiligung von *Neumayer, Seemann, Weiler, Mentasti* und *Werner* über das beim Parkinson-Syndrom verminderte Melanin, über Dopamin und seine Vorstufen diskutiert. *Birkmayer* beließ es jedoch nicht bei Diskussionen. Ich erinnere mich noch an eine der ersten Besprechungen außerhalb unserer Abteilung, als mich *Birkmayer* in das Pharmakologische Institut mitnahm und wir dort mit *Hornykiewicz* die pharmakologischen Möglichkeiten von Dopa, dem *Hornykiewicz* eine besondere Bedeutung beim Parkinsonismus zuschrieb, und die weiteren Vorgangsweisen besprachen. Die ersten Versuche bei uns mit L-Dopa i. v. bei Parkinson-Patienten wurden nach dem Muster der Beobachtung bei vegetativen Breitbandtesten mit spezifischen Ergänzungen durchgeführt. Auch *Hornykiewicz* und *Bernheimer* waren dazu eingeladen. Nur diese genauen psychomotorischen und vegetativen Beobachtungen jeweils über einen längeren Zeitraum, die für uns Routine geworden waren, ließen die anfangs keineswegs zu jedem Zeitpunkt klar erkennbaren positiven L-Dopa-Effekte als Durchbruch in der Parkinson-Behandlung erkennen [10]. Von dem kurzen antiakinetischen Effekt bis zur heutigen peroralen L-Dopa-Kombinationstherapie war noch ein weiter Weg zurückzulegen [11, 12, 13, 14], wobei ich dabei besonders die von Prof. *Birkmayer* bewiesene Geduld, Stetigkeit und Zähigkeit bewundere. Denn die Konzentration auf den Mb. Parkinson und L-Dopa verlangte zunächst die Zurückstellung vieler anderer Pläne und gleichzeitig eine gewisse Einengung seiner vielseitigen Ideen und Interessen. Erst in der weiteren Entwicklung, als dann 1971 unser Biochemiker, der spätere Univ.-Prof. Dr. *Riederer,* zu uns stieß, konnte *Birkmayer* in der Verknüpfung der Biochemie des Hirnstammes mit der neurologischen Klinik und der Psychopathologie seine Vielseitigkeit wieder entfalten und z. B. seine Gedanken über die Depression unter Mitarbeit von unserem Psychologen, Prof. Dr. *L. Ambrozi,* und unter Heranziehung des von mir ausgewerteten EEG und EMG weiter vorantreiben. Auf die Mischung zwischen Neurologie, Psychiatrie, Psychologie, Biologie, Biochemie, Nuklearmedizin und künstlerischer Erfassung von Bewegungen kam es ihm an. Dies beweisen die 330 Arbeiten, die er während seiner Lainzer Zeit allein oder mit seinen

Mitarbeitern publizierte. Ich glaube, dieser Neigung zur Vielfalt mit dem Auffinden von immer neuen Aspekten konnte er an der Neurologischen Abteilung des Pflegeheimes Lainz optimal nachgehen. Er hatte begeisterte Mitarbeiter. An einer Universitätsklinik hätte er zwar mehr Mitarbeiter gehabt, mehr technische Möglichkeiten und nicht zuletzt den Nimbus einer Universitätsklinik der fünfziger und sechziger Jahre, doch ob sein Interesse sich auf das L-Dopa gerichtet hätte ohne den täglichen Kontakt mit unseren bedauernswerten akinetischen Parkinson-Patienten, denen wir damals nur so geringe ärztliche Hilfe zuteil werden lassen konnten, ist zweifelhaft.

Nicht zuletzt soll darauf hingewiesen werden, daß wir es nur Prof. *Birkmayer* verdanken, daß die Neurologische Abteilung des Pflegeheimes Lainz in den sechziger Jahren grundlegend neu gestaltet wurde. Aus einem veralteten Gebäude wurde ein moderner, den medizinisch-technischen, aber vor allem den menschlichen Bedürfnissen der Patienten gerechter Pavillon. Und da Prof. *Birkmayer*, Gott sei Dank, auch heute noch nicht lediglich ein kühler Rechner und Verstandesmensch geworden ist, sondern ein Mensch voller Gefühle geblieben ist, sollte die Errichtung eines Denkmales oder die Benennung eines Platzes oder einer Straße nach ihm wohl das mindeste sein, das diese Stadt für ihn tun könnte.

Literatur

[1] *Birkmayer, W.:* Das „kritische Detail" in der ärztlichen Diagnose. (Probevorlesung zur Erlangung der Venia legendi.) Wien. klin. Wschr. 66, 493–494 (1954).

[2] *Birkmayer, W., Frühmann, E., Strotzka, H.:* Motorische Schablonen im Erwachen nach dem Elektroschock. Arch. f. Psych. u. Zschr. f. Neur. *193*, 513–525 (1955).

[3] *Birkmayer, W., Danielczyk, W., Neumayer, E.:* Zur Therapie sympathischer Reizerscheinungen (sympathische Hypertonie). Wien. Med. Wschr. *106*, 911–912 (1956).

[4] *Birkmayer, W., Danielczyk, W.:* Die vegetative Dystonie – eine Funktionsstörung der retikulären Formation. Med. Welt 27/28, 1463–1468 (1960).

[5] *Ambrozi, L., Birkmayer, W., Danielczyk, W.:* Die pharmaco-dynamische Beeinflussung des thalamoreticulären Systems als therapeutisches Prinzip in der Psychiatrie. Wien. Med. Wschr. 110, 727–730 (1960).

[6] *Birkmayer, W.:* Therapie der chronischen cerebralen Durchblutungsstörungen. Ärztliche Praxis *19*, 1378–1380 (1967).

[7] *Birkmayer, W., Danielczyk, W.:* Die vegetative Regulationsfähigkeit im Alter. In: Medizinische und soziale Altersprobleme. Verl. zur Förderung wissenschaftl. Forschung. Österr. 1957.

[8] *Birkmayer, W., Danielczyk, W., Loeb, L.:* Die Haut als Spiegel der vegetativen Reaktionslage. Acta Neurovegetativa *18* (1—4), 1958.

[9] *Birkmayer, W., Bernheimer, H., Hornykiewicz, O.:* Zur Biochemie des Parkinson-Syndroms des Menschen. Klin. Wschr. *41,* 465—469 (1963).

[10] *Birkmayer, W., Hornykiewicz, O.:* Der L-3,4-Dioxyphenylalanin-(Dopa-)Effekt bei der Parkinson-Akinese. Wien. klin. Wschr. *73,* 787—788 (1961).

[11] *Birkmayer, W.:* Experimentelle Ergebnisse über die Kombinationsbehandlung des Parkinson-Syndroms mit L-Dopa und einem Decarboxylasehemmer. Wien. klin. Wschr. *81,* 677—679 (1969).

[12] *Birkmayer, W.:* 10 Jahre L-Dopa-Therapie des Parkinson-Syndroms. Wien. klin. Wschr. *83,* 221—227 (1971).

[13] *Birkmayer, W., Danielczyk, W., Neumayer, E., Riederer, P.:* L-Dopa level in plasma, primary condition for kinetic effect. J. Neural Transm. *34,* 133—134 (1973).

[14] *Birkmayer, W., Bernheimer, H., Hornykiewicz, O., Jellinger, K., Seitelberger, F.:* Brain dopamine and the syndromes of Parkinson and Huntington. Clinical, morphological and neurochemical correlations. J. Neurol. *20,* 415—455 (1973).

Anschrift des Verfassers: Prim. Doz. MR Dr. *W. Danielczyk,* Vorstand der Neurologischen Abteilung des Pflegeheimes Lainz, Versorgungsheimplatz 1, A-1130 Wien.

Madopar —
die Therapie des Parkinson-Syndroms

W. Kapp

Abteilung Klinische Forschung, Hoffmann-La Roche AG,
Grenzach-Wyhlen, Bundesrepublik Deutschland

Eine der wichtigsten Entdeckungen in dem relativ jungen Gebiet der Neurochemie wurde Ende der fünfziger Jahre von skandinavischen Untersuchungsgruppen gemacht. Die Wissenschafter stellten fest, daß biogene Amine im Hirnparenchym ungleich verteilt sind, daß es z. B. Hirnareale gibt, in denen relativ hohe Konzentrationen von Adrenalin, Noradrenalin oder Serotonin meßbar sind und daß dagegen in den Basalganglien des Gehirns Dopamin in hoher Konzentration vorkommt.

Forscher, die sich seit Jahren mit der Problematik des Morbus Parkinson befaßten, gaben diesen Untersuchungen wertvolle Anstöße, nach einer möglichen Korrelation zwischen dieser Erkrankung und dem Dopamingehalt der Basalganglien zu suchen: Auf verschiedenen Wegen kamen *Barbeau* (Montreal) sowie *Ehringer* und *Hornykiewicz* (Wien), die sich auf Anregung von *Birkmayer* mit dieser Problematik auseinandersetzten, zu dem Schluß, daß beim Morbus Parkinson ein Mangel an Dopamin in den Basalganglien vorliegen könnte.

Daß man bei neuroanatomischen Untersuchungen, wie sie in Wien durchgeführt wurden, speziell den Hirnarealen, wie der Substanz der Nigra und des Striatums, besondere Aufmerksamkeit schenkte, war wiederum auf die neurophysiologischen Untersuchungen des Ehepaars *Vogt* und auf morphologische Untersuchungen von *Tretiakoff* zurückzuführen, die bei Parkinson-Patienten degenerative Veränderungen in diesen Hirngebieten feststellten.

Der auffällige Mangel an einer einzelnen Substanz legte den Gedanken einer Substitution dieses fehlenden Stoffes nahe. Erste Versuche, die Substanz Dopamin direkt zu verabreichen, scheiterten.

Später stellte man fest, daß Dopamin die Blut-Hirn-Schranke nicht überschreitet, also gar nicht in das Hirnparenchym gelangt. Die biologische Vorstufe L-Dopa tritt jedoch in das Hirnparenchym über und wird dort zu Dopamin decarboxyliert.

Gleichzeitig und unabhängig voneinander haben *Barbeau* und *Birkmayer* diesen Weg gewählt und konnten eindeutige positive Effekte bei den Patienten nachweisen, besonders auf das Symptom der Akinese. Aus ihren Ergebnissen konnte geschlossen werden, daß die Arbeitshypothese des Dopaminmangels richtig und daß der Decarboxylierungsvorgang, d. h. der Übergang von L-Dopa zu Dopamin, bei Parkinson-Patienten intakt ist. Ein möglicher Enzymdefekt, der zu einer Verringerung an Dopamin führen könnte, müßte also beim Übergang von L-Tyrosin zu L-Dopa zu finden sein.

Die ersten Anwendungen von L-Dopa erfolgten überwiegend intravenös, es wurden jedoch auch schon kleinere Dosen oral gegeben. Der „L-Dopa-Effekt" trat bei intravenöser Zufuhr relativ schnell ein, jedoch hielt die Wirkung nur kurze Zeit an oder schwächte sich sehr schnell ab. Von der Wiener Arbeitsgruppe um Professor *Birkmayer* wurde deshalb schon sehr früh nach Möglichkeiten gesucht, den L-Dopa-Effekt zu verlängern.

Versuche, eine Depotform zu schaffen, scheiterten an den galenischen Schwierigkeiten, hingegen erwies sich die Idee der Wiener Arbeitsgruppe, mit Fermenthemmern den Abbau von Dopamin zu bremsen, als erfolgreich. Durch Gabe von Hemmstoffen der Monoaminooxydase konnte der L-Dopa-Effekt intensiviert und verlängert werden, jedoch setzten ausgeprägte störende Durchgangssyndrome bei etwa 10% der behandelten Patienten dem therapeutischen Einsatz Grenzen. Das therapeutische Prinzip wurde verlassen.

In der Folge der Entdeckung des antidepressiven Effekts von Marsilid und seiner antipektanginösen Wirkung am Menschen haben *Pletscher* und Mitarbeiter bei Roche die Erforschung dieser und anderer Fermenthemmer konzipiert und vorangetrieben. Im Jahre 1964 wurde von Roche aus diesem Pool ein Decarboxylasehemmer (Ro 4-4602) zur klinischen Erprobung freigegeben. Die Substanz fiel bei biochemischen Studien durch ihre außerordentlich starke Hemmfähigkeit für Decarboxylase auf, die um ein Vielfaches höher ist, als man es von α-Methyldopa kannte. Es war nun zu erwarten, daß diese Substanz den Übergang von L-Dopa zu Dopamin hemmt, eine Verarmung an Adrenalin und Noradrenalin herbeiführen könnte. Die biologische Vorstufe für diese beiden Neurotransmitter ist Dopamin. Folgerichtig wurde deshalb zunächst untersucht, ob Ro 4-4602 blutdrucksenkende Eigenschaften hat, und in einem zweiten Schritt sollte abgeklärt werden, ob die mögliche Verarmung an biogenen

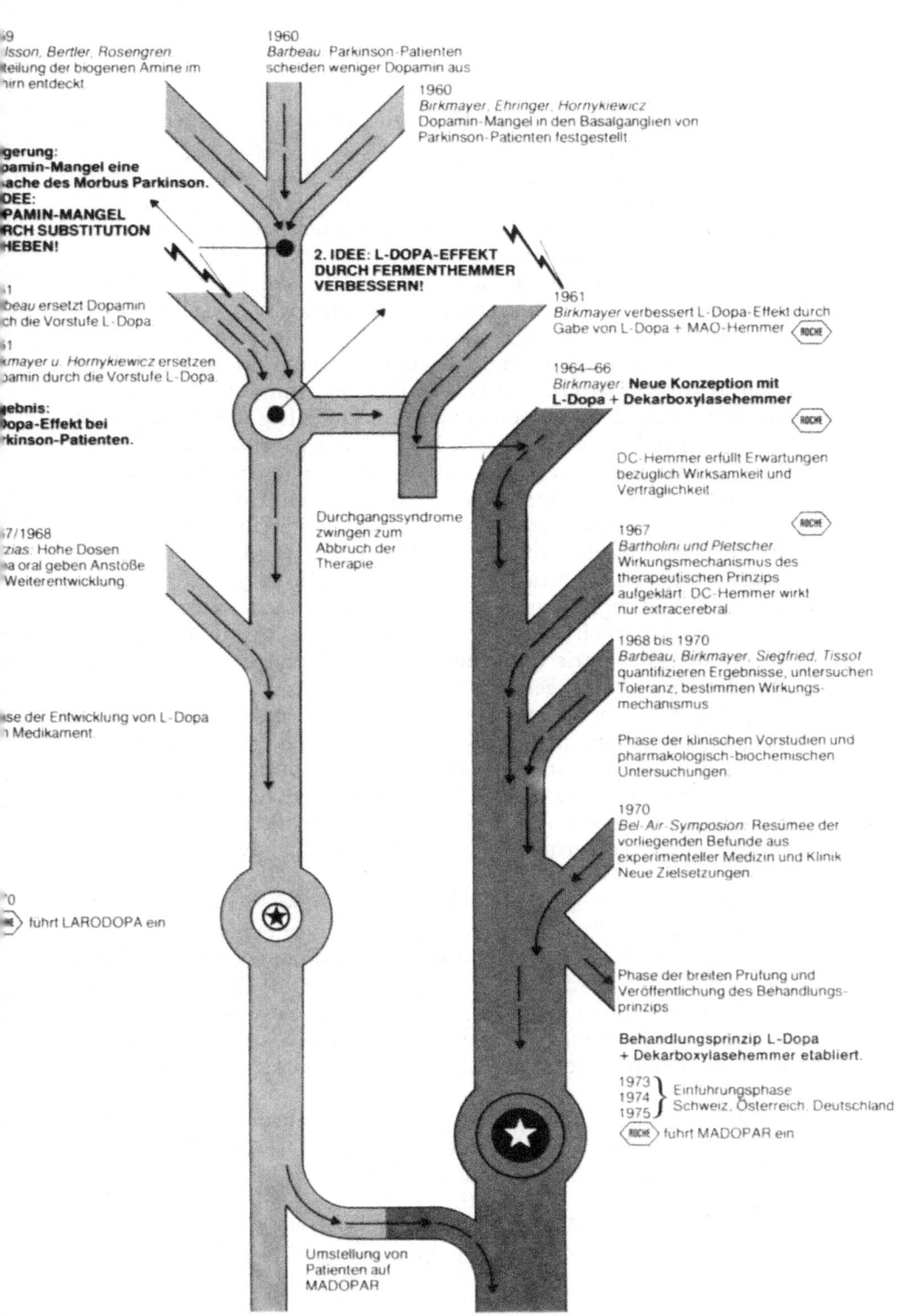

Abb. 1

Aminen — in gegenteiliger Analogie zu Marsilid — zu psychotropen Effekten führen könnte, die therapeutisch nutzbar sind.

Das Forschungsprojekt im Rahmen der Bluthochdruckbehandlung wurde bald abgebrochen, da eine Wirksamkeit des Decarboxylasehemmers nicht nachweisbar war. Bei orientierenden klinischen Studien, die den möglichen psychotropen Effekt abklären sollten, wurde Ro 4-4602 auch Patienten verabreicht, die an einer Chorea Huntington litten. Es wäre nun zu erwarten gewesen, daß eine Senkung des biogenen Amingehaltes im Gehirn bei diesen Patienten zu einer Besserung der Symptomatik hätte führen müssen, wußte man doch, daß beim Morbus Parkinson biogene Amine fehlen und das Krankheitsbild durch Beseitigung eines Defizits günstig beeinflußt werden kann. Die Parkinsonsche Erkrankung, gekennzeichnet durch Bewegungsmangel und „Erstarrung", stellt nämlich praktisch das Gegenteil der Chorea Huntington dar, die durch ein Höchstmaß an Bewegungsunruhe gekennzeichnet ist. Zur Überraschung der Wiener Arbeitsgruppe stellte sich indessen heraus, daß Ro 4-4602 die Bewegungsunruhe bei Chorea-Patienten dramatisch steigerte, eine klinische Beobachtung, die man aufgrund biochemischer Überlegungen nun eigentlich nicht erwartet hat (*W. Birkmayer* und *M. Mentasti*: Archiv für Psychiatrie und Zeitschrift für die gesamte Neurologie, 210; 29—35, 1967, eingereicht 2. November 1966).

Es lag nahe, beim Morbus Parkinson einen Gegenversuch zu machen. Zum Erstaunen der Kliniker zeigte sich eine deutliche Besserung der Symptomatik, vor allem in Verbindung mit L-Dopa ein verbesserter kinetischer Effekt. Die Untersuchungen der Kliniken in den Jahren 1964, 1965 und 1966 bestätigten nun diese ersten Eindrücke, und auch der Versuch, diese Effekte zu objektivieren, gelang in eindrucksvoller Weise.

1967 beobachteten *Bartholini* und *Pletscher*, daß der Decarboxylasehemmer Ro 4-4602 nicht in das Gehirn penetriert und eine Hemmung der Decarboxylase nur in der Peripherie entfaltet. Dieser wichtige Befund brachte die Erklärung, warum die Zugabe eines Decarboxylasehemmers vom Typ des Ro 4-4602 bei Parkinson-Patienten zu einer Besserung führt, L-Dopa drastisch eingespart und die Nebenwirkungsquote deutlich gesenkt werden kann.

Bei der reinen L-Dopa-Therapie wird der überwiegende Teil des zugeführten L-Dopa in den extrazerebralen Organen (Darmwand, Leber und Niere) in Dopamin überführt, das die Blut-Hirn-Schranke nicht durchdringt und somit für die Therapie verlorengeht. Zudem ist der massive Anfall von Dopamin in der Körperperipherie in einem Zusammenhang mit unerwünschten Begleiterscheinungen der

L-Dopa-Behandlung zu sehen (gastrointestinale Beschwerden, Störungen der Kreislauffunktion).

Diese unerwünschten Begleiterscheinungen limitierten die für den Patienten optimale L-Dopa-Dosis, so daß nicht immer optimale Ergebnisse erzielt werden konnten und viele Patienten, selbst unter optimaler Führung und Kontrolle durch Polikliniken und Praxis-Ambulanzen, die Therapie abbrachen. Gründe für diesen Behandlungsabbruch hat *Fischer* in eindrucksvoller Weise belegt. Das neue Behandlungsprinzip ist über die geschilderten Fakten hinaus auch leichter zu handhaben, die zuvor über Monate sich hinziehende Ermittlung einer optimalen Erhaltungsdosis für reines L-Dopa kann nunmehr rascher vollzogen werden (Abb. 2).

Die Jahre von 1967 bis 1969 standen ganz im Zeichen vertiefter Vorstudien zur Verträglichkeit und Wirksamkeit der Kombination L-Dopa und Decarboxylasehemmer. Untersuchungen aus Genf, Wien und Zürich bestätigten die Richtigkeit der klinischen und biochemischen Konzeption, bringen aber gleichzeitig schon wesentliche Beiträge zu der Verträglichkeit.

1970 fand in Genf das Bel-Air-Symposium statt, zu dem sich namhafte Wissenschafter aus aller Welt trafen. Neben Problemen der Grundlagenforschung über den Morbus Parkinson wurde auch ein wesentlicher Teil der Zeit zur Diskussion des neuen Behandlungsprinzips aufgewendet. Es folgte eine kritische Bestandesaufnahme aller vorliegenden klinischen Resultate sowie der pharmakologischen und toxikologischen Daten.

Es wurde beschlossen:
1. Die breite klinische Erprobung an fachneurologischen Kliniken und Spezialabteilungen.
2. Die Ermittlung einer optimalen Relation L-Dopa + Decarboxylasehemmer.
3. Die weitere Absicherung des Sicherheitsbildes durch kritische Analysen von Labordaten und klinisch faßbaren unerwünschten Begleiterscheinungen.

Die nunmehr einsetzende stürmische Entwicklung wird charakterisiert durch ein großes anfallendes Datenmaterial und ein Höchstmaß an spontanem wissenschaftlichen Interesse an der Kombination.

Wenn auch zu diesem Zeitpunkt L-Dopa bereits eingeführt war, so hatte doch gerade dieser erste große therapeutische Durchbruch beim Morbus Parkinson gleichzeitig die Grenzen der Behandlung aufgezeigt. Man stand also vor dem selten auftretenden Ereignis in der Forschung, daß ein Präparat der Ärzteschaft übergeben wird, nämlich Larodopa, gleichzeitig aber schon das bessere therapeuti-

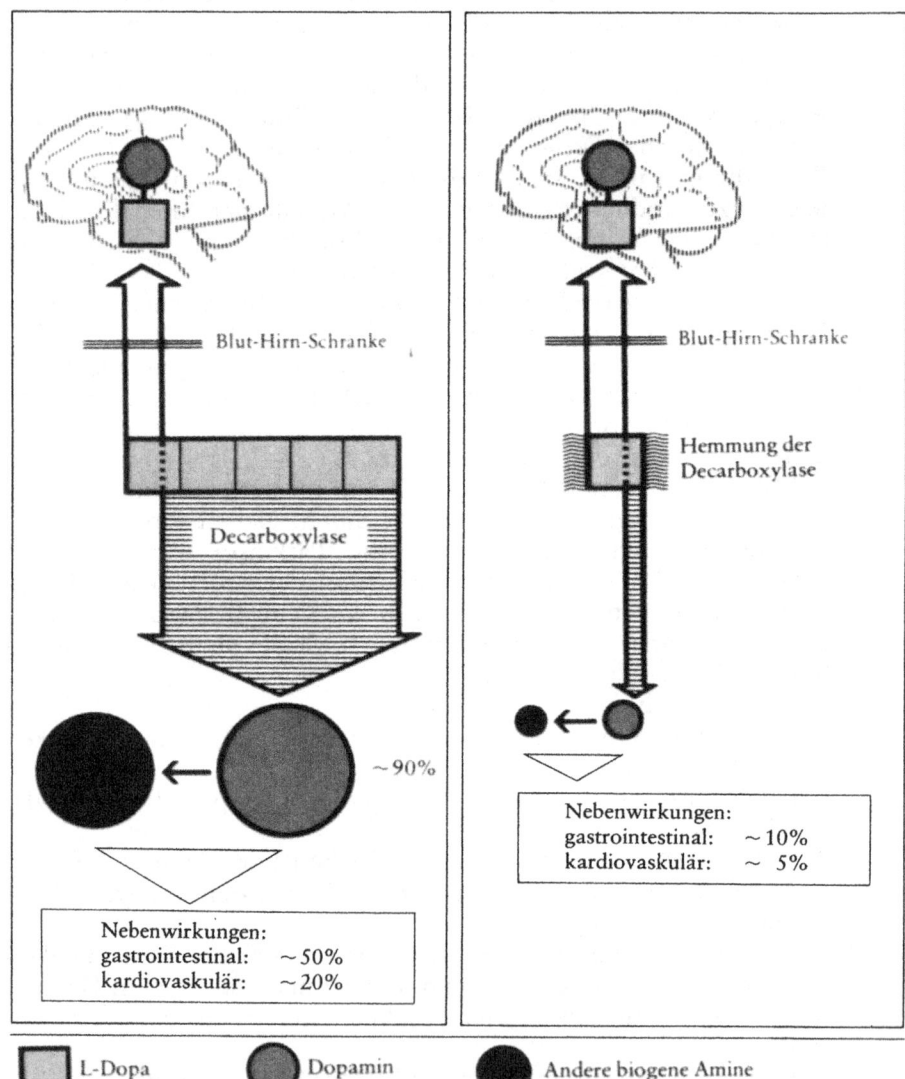

Abb. 2

sche Prinzip konzipiert, erprobt und mit dem Ziel einer Einführung weiter verfolgt wird. Man könnte die Frage stellen, ob nicht die sofortige Einführung von L-Dopa und einem Decarboxylasehemmer zu diesem Zeitpunkt möglich gewesen wäre.

Sowohl bei der Behandlung mit L-Dopa als auch bei der Therapie L-Dopa + Decarboxylasehemmer handelt es sich um eine Substitutionstherapie, die praktisch ein Leben lang durchgeführt werden muß.

Aus dieser Tatsache muß die Forderung abgeleitet werden, ein Höchstmaß an Sicherheit für Patient und Arzt zu geben.

Für L-Dopa konnte bei der Einführung des therapeutischen Versprechens einer Besserung des Krankheitsbildes und unter Einhaltung bestimmter Sicherheitsmaßnahmen die Unbedenklichkeit belegt werden, wenn auch gewisse Nebenwirkungen die therapeutischen Möglichkeiten einschränken.

Für das Kombinationspräparat war das Sicherheitsbild zum damaligen Zeitpunkt zwar schon gut, entsprach jedoch nicht dem von Roche sehr hoch angesetzten Standard.

In den Jahren 1971–1972 und 1973 fand ein intensiver Erfahrungsaustausch mit Prüfkliniken statt. Es wurden Arbeitsgespräche abgehalten, die einer Koordinierung von Projekten dienten und die Zielsetzung der klinischen Erprobung neu darlegten. Mit großem Engagement und einem Höchstmaß an wissenschaftlichem Interesse haben dankenswerterweise die Prüfzentren die Untersuchungen zügig vorangetrieben. Die Aktivität schlug sich mit zahlreichen Veröffentlichungen in der Fachliteratur nieder.

Die Dokumentation von einer gewaltigen Fülle von Daten geschah mit anspruchsvollen Mitteln, die eine Feinanalyse zahlloser Einzelheiten auch durch den Computer ermöglichte. Die exakte Datenbasis erlaubt die Ableitung einer minutiösen Medikationstechnik und die genaue Erfassung des Sicherheitsbildes. Die Therapie des Morbus Parkinson reicht jedoch über die medikamentöse Behandlung weit hinaus und muß eingebettet in einen Heilplan gesehen werden, der noch viele andere Faktoren zu berücksichtigen hat.

Das Forschungsprojekt Parkinsonismus hatte zum damaligen Zeitpunkt schon Hinweise auf biochemische Vorgänge im Gehirn vermittelt, die über die bis heute erzielten Erkenntnisse hinaus neue Wege weisen. Man ist berechtigt, aufgrund der therapeutischen Erfahrungen, biochemischer und pharmakologischer Ergebnisse mit Madopar und der Parkinsonschen Krankheit von einem erkenntnisträchtigen Modell zu sprechen, das wertvolle Hinweise für die Behandlung psychischer Störungen und anderer neurologischer Krankheitsbilder gibt.

So hat z. B. die Arbeitshypothese, daß beim depressiven Syndrom biogene Amine eine wichtige Rolle spielen, allgemeinen Eingang in die Depressionsforschung gefunden. Noch sind sehr viele Fragen offen, doch das Forschungsprojekt Parkinsonismus hat gewiß zu einer Vertiefung der Erkenntnisse über Stoffwechselvorgänge im zentralen Nervensystem geführt.

Sollte eines Tages für das Krankheitsbild des depressiven Syndroms eine klare biochemische Konzeption vorliegen und Problemlösungen angeboten werden können, so wird eine geschichtliche Retrospektive mit einiger Gewißheit ergeben, daß die Parkinson-Forschung einer der wesentlichsten „Erkenntnisplätze" dazu war.

Die Entwicklung des Therapieprinzips Decarboxylasehemmer + L-Dopa, realisiert in dem Präparat Madopar, ist untrennbar mit den wissenschaftlichen Arbeiten und klinischen Beobachtungen und Dokumentationen der Arbeitsgruppe von Herrn Professor *Birkmayer* verbunden.

Unser Dank gilt bei diesem Rückblick aber auch der Arbeit und dem Engagement vieler Neurologen, speziell in Österreich, der Schweiz und der Bundesrepublik Deutschland, die bei der Objektivierung und Dokumentation des Therapieeffektes mitgearbeitet haben und ohne deren Hilfe das Projekt nicht hätte realisiert werden können. Bei einer medizinhistorischen Würdigung der Arbeit von Herrn Professor *Birkmayer* dürfen wir, die wir an dem Projekt mitgearbeitet haben, mit Stolz vermerken, daß wir dabeigewesen sind.

Anschrift des Verfassers: Dr. *W. Kapp,* Abteilung Klinische Forschung, Hoffmann-La Roche AG, D-7889 Grenzach-Wyhlen.

Gegenwart von L-Dopa

Die Entwicklung der L-Dopa-Therapie – Klinische Aspekte im Wandel

P.-A. Fischer

Abteilung für Neurologie, Klinikum der Johann-Wolfgang-Goethe-Universität, Frankfurt am Main, Bundesrepublik Deutschland

Die Konzeption der L-Dopa-Therapie der Parkinson-Krankheit basiert auf beispielhaft positiven Wechselwirkungen zwischen klinischen Beobachtungen und theoretischen, vor allem biochemischen Erkenntnissen. *Birkmayer* hat in diesem Zusammenhang von einer evolutionär-kognitiven Koinzidenz gesprochen (*Birkmayer*, 1972). Hiernach wurde die Vielzahl bereitliegender theoretischer Befunde erst aufgrund neuer klinischer Fragestellungen in ihrer praktischen Bedeutung erkennbar und die Umsetzung in klinisch-therapeutische Maßnahmen möglich. Es ist heute allgemein akzeptiert, daß die L-Dopa-Therapie das wirksamste Behandlungsverfahren beim Parkinson-Syndrom darstellt, alle Kardinalsymptome positiv beeinflußt und die Sterblichkeit der Parkinson-Patienten erheblich gesenkt hat. Gleichzeitig zeigen alle Langzeitbeobachtungen, daß die Wirksamkeit der L-Dopa-Therapie in mehrjährigen Beobachtungszeiträumen nachläßt, wobei mit wechselndem Gewicht das Fortschreiten der Grundkrankheit und multifaktoriell konditionierte Adaptationsvorgänge an die Therapie eine Rolle spielen.

Ich möchte an einigen Beispielen aus eigenen Verlaufsbeobachtungen den Wandel klinischer Aspekte während der Entwicklung der Dopa-Therapie und die Bedeutung klinischer Beobachtungen für die Probleme des Therapieprinzips in der Praxisphase aufzeigen.

Birkmayer und *Hornykiewicz* berichteten 1961 über eine Verbesserung der Parkinson-Akinese nach i.v. Gaben von 50 bis 150 mg L-Dopa. Diese Beobachtung wurde in den Jahren 1962 bis 1964 mehrfach bestätigt (*Gerstenbrand*, 1962, *Hirschmann*, 1964, *Umbach*, 1964). Trotzdem vergingen Jahre, bis aus diesen Feststellungen und ähnlichen Befunden von *Barbeau et al.* 1961 nach oralen L-Dopa-Gaben in breitem Umfang klinische Konsequenzen gezogen wurden. Voraussetzung war die Bereitstellung genügend großer Mengen L-Dopa für die orale Anwendung und die Verabfolgung des Medikaments als Dauermedikation. Amerikanische Autoren konstatierten zunächst sehr viel eindrucksvollere und schnellere Besserungen der Parkinson-Symptomatik (*Cotzias*, 1967, u. a.), da sie wesentlich höhere Dosen als die europäischen Untersucher verwendeten. Dieses mit zahlreichen, schwerwiegenden Nebenwirkungen belastete Vorgehen der Höchstdosierung wurde in der Folge wieder verlassen, hatte aber den Wirksamkeitsnachweis nachhaltig gefördert. Es hinterließ die Erfahrung, daß eine höhere als ursprünglich in Europa angewandte Dosierung zu einer befriedigenden Besserung erforderlich ist, die am besten in einer langsam steigenden Dosierung erreicht wird.

Sehr schnell wurden nun in verschiedenen Prüfzentren in aller Welt eine große Zahl von Parkinson-Patienten mit L-Dopa behandelt und die Effektivität des Therapieprinzips eindrucksvoll bestätigt (zusammenfassend *Barbeau*, 1969, *Yahr et al.*, 1969, *Barbeau* und *McDowell*, 1970, *Ajuriaguerra*, 1971, *Kapp* und *Leickert*, 1971).

Bei der Erarbeitung der Zielsymptome wurde immer wieder die beeindruckende Besserung der bis dahin nicht beeinflußbaren Akinese hervorgehoben und ein geringer Effekt auf den Tremor festgestellt. Erst allmählich wurden die subtileren Untersuchungen und messenden Registrierungen akzeptiert, die zeigten, daß der Therapieeffekt auf den Tremor dem auf die anderen neurologischen Parkinson-Symptome entspricht. Im Unterschied zu den anderen Merkmalen bleibt der Tremor durch emotionale Reize leichter und schneller aktivierbar. Für die unterschiedliche Einschätzung bezüglich der Tremorbeeinflussung war aber auch entscheidend, daß man von den stereotaktischen Operationen ein völliges Sistieren des Tremors unmittelbar nach der Operation gewohnt war, während die akinetischen Zeichen unbeeinflußt blieben (*Fischer et al.*, 1973, *Selby*, 1976, *Yahr*, 1976, u. a.).

Bei der Objektivierung motorischer Besserungen während der L-Dopa-Therapie war auch die Frage zu beantworten, wie sich L-Dopa auf verschieden differenzierte Bewegungsabläufe auswirkt. Über Eintritt, Ausmaß und Konstanz des Behandlungseffektes in Abhängigkeit von dem geprüften Funktionsbereich geben Untersuchungen der Handmotorik ein Beispiel (Abb. 1). In leichten Tests erreichen die Patienten schon früh ihr Leistungsmaximum und halten dann dieses Niveau. In schweren Tests wird dagegen über längere Zeit eine Leistungssteigerung beobachtet, die auch noch anhält, wenn die Dopa-Dosis nicht mehr gesteigert, sondern sogar etwas reduziert wird. Aus den Befunden werden Begründung und Notwen-

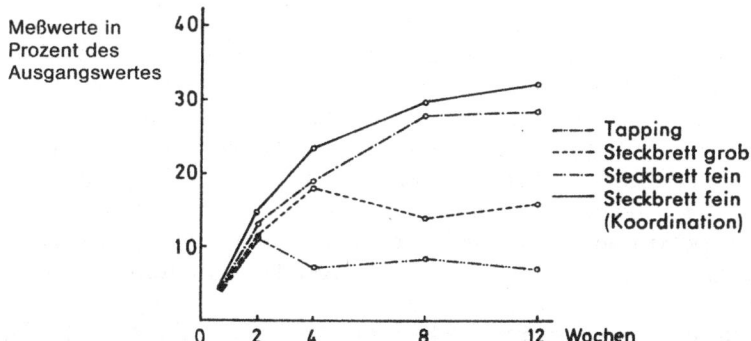

Abb. 1. Verlaufsdarstellung von 4 testpsychologischen Maßen der Handmotorik. Im Unterschied zur einfachen Diadochokinese (Tapping) wird bei feinmotorisch-koordinativen Tests mit steigendem Schwierigkeitsgrad der Untersuchungsmethode der Leistungszuwachs größer und der Leistungsgipfel später erreicht (nach *Fischer et al.*, 1971)

digkeit ergänzender übender Maßnahmen bei der L-Dopa-Therapie deutlich (*Fischer et al.*, 1971, 1973 a).

Interessante Befunde ergaben sich bezüglich des psychischen Befindens während der Einstellung auf reines Levodopa in sehr langsam steigender Dosierung. Eine Reihe von Kranken bemerkte bereits vor der Reduktion ihrer motorischen Behinderungen eine als Befreiung empfundene Besserung ihrer geistigen Verlangsamung. Im weiteren Verlauf gingen dann Besserung der Akinese und Besserung der Bradyphrenie parallel. Auch die Befindlichkeit und Stimmung der Patienten besserten sich. Während die Besserung bei den motorischen Leistungen und der Bradyphrenie jedoch kontinuierlich erfolgte und man bei gleicher Dosissteigerung voraussagen konnte, wie der Patient zur nächsten Untersuchung sein würde, verhielt sich der Stimmungsverlauf anders. Es zeigte sich, daß es zu drastischen Verschiebungen in positive und negative Richtung, sogar entgegen dem Trend der übrigen Krankheitsmerkmale kommen kann. Dies machte früh auf die Eigenständigkeit des Symptoms depressive Verstimmung bei Parkinson-Patienten und die offensichtlich multifaktorielle Genese aufmerksam (*Fischer et al.*, 1971, 1973 b) (Tab. 1).

Nachdem eine immer größere Zahl von Parkinson-Patienten der reinen Levodopa-Therapie zugeführt wurde, rückte das Problem der Nebenwirkungen schnell in den Vordergrund. Zwei Befunde aus dem eigenen Krankengut aus der Frühphase der L-Dopa-Behandlung machen dies deutlich. 14 Therapieabbrüche bei den ersten 40 unselektiert in die Behandlung aufgenommenen Parkinson-Patienten erfolgten in den ersten drei Monaten wegen gastrointestinaler oder kardio-vaskulärer Nebenwirkungen oder aber exogener Psychosen. Letztere betrafen Patienten, die schon vor der Therapie passagere Verwirrtheitszustände erlitten hatten oder stärker hirnorganisch alteriert waren. Während einer einjährigen Therapiebeobachtung war eine Parallelität von verabfolgter Dopa-Dosis und gastrointestinalen Nebenwirkungen festzustellen, während sich für die extrapyramidalen Hyperkinesen neben der Dopa-Gabe vor allem der Zeitfaktor als wichtig erwies und die Hyperkinesehäufigkeit mit zunehmender Behandlungsdauer anstieg (Abb. 2).

Durch die Einführung der Kombinationsbehandlung von L-Dopa mit einem peripher wirksamen Decarboxylasehemmer gelang es, den massiven Anfall von Dopamin in der Körperperipherie und die hierauf beruhenden Begleiterscheinungen zu minimieren. Gleichzeitig wurden nur 20 bis 30% der ursprünglich notwendigen L-Dopa-Dosis in der Kombinationstherapie zur Erzielung gleich guter kinetischer Effekte gebraucht (*Birkmayer*, 1967, *Siegfried*, 1969, *Birkmayer*, 1969, u. a.). In dieser Optimierungsphase der Dopa-Therapie ging es um die geeignetste Relation zwischen L-Dopa und dem Decarboxylase-

Tabelle 1. *Korrelationen der Variablen „Depressive Stimmung" und „Reaktionszeit" mit sich selbst. Es werden Zeitgestalten deutlich, da Änderungen in den Rangplätzen der Patienten zu den verschiedenen Untersuchungszeitpunkten ein Absinken der Korrelationskoeffizienten bewirken. Untersuchungen bei 10 Parkinson-Patienten während der Einstellung auf Levodopa (nach* Fischer et al., 1971)

Korrelationen des Merkmals „Depressive Stimmung" über fünf Untersuchungen innerhalb eines Vierteljahres				
	2	3	4	5
1	41	−25	−20	15
2		39	44	−21
3			91	19
4				11
Korrelationen des Merkmals „Reaktionszeit" über fünf Untersuchungen innerhalb eines Vierteljahres				
	2	3	4	5
1	92	96	93	92
2		93	96	93
3			93	92
4				96

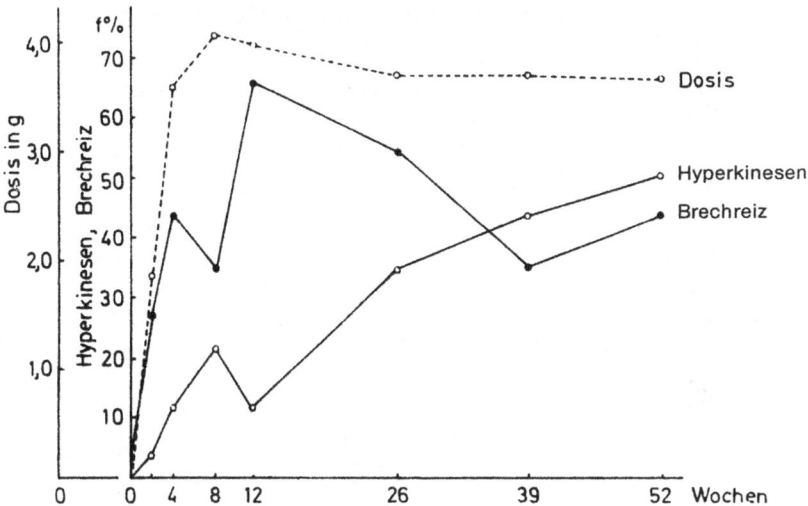

Abb. 2. Beziehungen zwischen Levodopa-Dosis, Behandlungsdauer, gastrointestinalen Nebenwirkungen und Hyperkinesen (nach *Fischer et al.*, 1973 a)

hemmer, die Frage fester oder individuell zu handhabender Kombinationen und den Vergleich der Wirksamkeit zwischen reinem Levodopa und den L-Dopa-Hemmer-Kombinationen. Die Kombinationsbehandlung führte zu einer starken Reduktion extracerebraler, vor allem gastrointestinaler Nebenwirkungen. Die Einstellung auf die optimale Dosis war in kürzerer Zeit möglich und die Behandlung einfacher zu handhaben. Vergleichsuntersuchungen zeigten jedoch, daß durch die Anwendung des Kombinationspräparates insgesamt keine stärkere Besserung zu erreichen war als durch die Therapie mit reinem Levodopa (Abb. 3, Abb. 4 a+b). Durch die Substitution des Dopaminmangels ist somit in jedem Einzelfall nur eine bestimmte auch durch „cerebrale Dosissteigerung" nicht zu optimierende Besserung zu erreichen (*Fischer et al.*, 1973 b, *Schneider et al.*, 1973).

Mit Verschwinden des postencephalitischen Parkinsonismus stieg das Manifestationsalter der Erkrankung deutlich an, und die Geschlechterrelation der Erkrankten änderte sich. Das Parkinson-Syndrom ist heute eine Alterskrankheit mit einer in etwa ausgeglichenen Geschlechtsverteilung. Diese Verschiebung des Erkrankungsalters wurde zwar registriert, in ihrer Bedeutung für die Langzeittherapie mit L-Dopa aber zunächst wenig beachtet. Der Anstieg des Erkrankungsalters machte es wahrscheinlich, daß während der Langzeittherapie des Parkinson-Syndroms eine Kombination mit altersspezi-

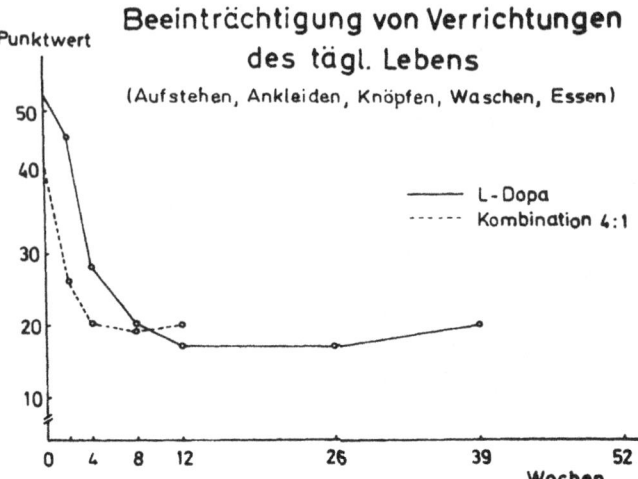

Abb. 3. Die positive Beeinflussung der motorischen Behinderungen von Parkinson-Patienten läßt sich mit der Kombination L-Dopa/Benserazid (im Verhältnis 4 : 1) schneller als mit reinem Levodopa erreichen. Das Ausmaß der Besserung ist nach 3 Monaten etwa gleich

fischen cerebralen Veränderungen und cerebralen Zweiterkrankungen häufig ist. Nach Einführung der kranialen Computertomographie in die klinische Diagnostik fanden wir bei systematischen Untersuchungen von Parkinson-Patienten bereits mit den CT-Geräten der ersten Generation in etwa 50% extranigrale Veränderungen meist im Sinne von Hirnatrophien (Fischer et al., 1976, Schneider et al., 1979). Diese Veränderungen nehmen mit zunehmendem Lebensalter an Häufigkeit zu. In Verlaufsbeobachtungen erwiesen sich die hirnatrophischen Veränderungen während eines Zeitraums von 28 Monaten in 23% progredient. Diese Krankheitsfälle waren durch ein höheres Lebensalter und stärkere psychoorganische Veränderungen im Vergleich zu den anderen Untersuchten charakterisiert. Patienten mit hirnatrophischen Befunden und eindeutigen Hinweisen für eine vaskuläre Encephalopathie sprechen auf die Dopa-Therapie schlechter an und zeigen häufiger Nebenwirkungen.

In weiteren Untersuchungen wurde die Bedeutung begleitender cerebraler Veränderungen für die Prognose der Krankheitsfälle und für die Effektivität der L-Dopa-Langzeitbehandlung immer deutlicher. Während eines bestimmten Zeitraums verstorbene Parkinson-Patienten unterscheiden sich vor Behandlungsbeginn von den Überlebenden nicht in der Schwere ihrer Parkinson-Symptome, wohl aber in Vorhandensein und Schwere psychoorganischer Veränderungen.

Patienten mit einem geringeren Ansprechen auf die L-Dopa-Therapie haben häufiger Parkinson-unabhängige cerebrale Begleitbefunde. Unter der Dopa-Therapie auftretende pharmakainduzierte Psychosen betreffen häufiger alte Patienten mit dementiven Veränderungen und hirnorganischer Wesensänderung (Tab. 2).

Der Erfolg der L-Dopa-Therapie wird somit wesentlich von Funktionsstörungen mitbestimmt, die nicht auf die spezifische Alteration

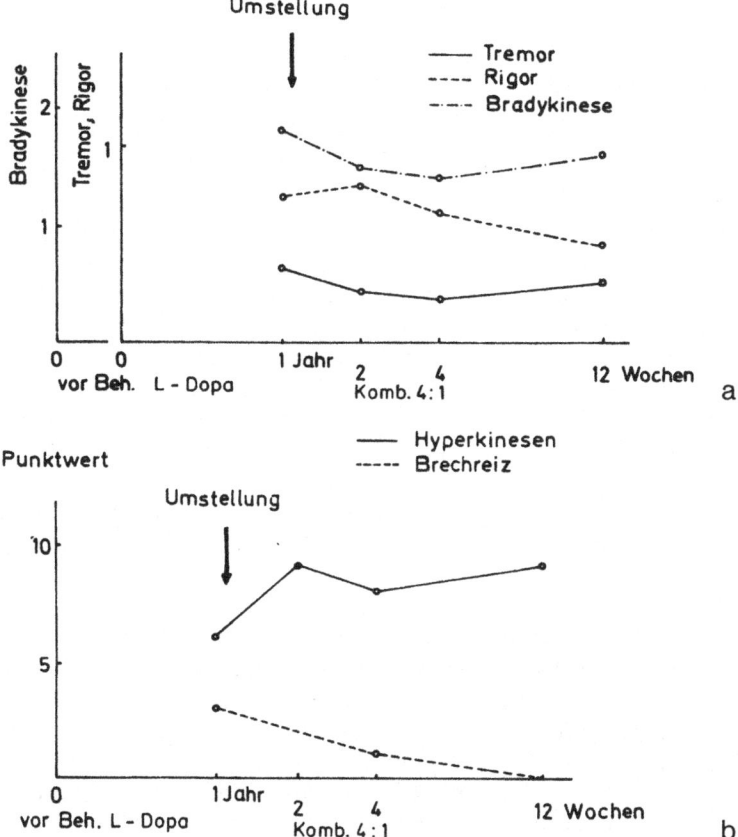

Abb. 4 a und b. Die Umstellung von Patienten, die mit reinem Levodopa behandelt wurden, auf die Kombination von L-Dopa mit einem peripher wirksamen Decarboxylasehemmer (Benserazid) bringt keine signifikante Besserung der Parkinson-Kardinalsymptome. Die Umstellung bewirkt dagegen eine drastische Reduktion der gastrointestinalen Nebenwirkungen, während die Hyperkinesehäufigkeit zunimmt. (Untersuchungen während der Erprobungsphase von Madopar gemeinsam mit *E. Schneider* und *P. Jacobi*)

Tabelle 2. *Negativ modifizierende Faktoren beim Parkinson-Syndrom*

Hohes Lebensalter
(vor allem hohes Manifestationsalter beim männlichen Geschlecht)

Schnelle Progredienz der Symptome
(bei halbseitig beginnenden Fällen rasche Bilateralisierung)

Zusätzliche neurologische Symptome
(z. B. Blickparesen bei Systemüberschreitung oder Pyramidenzeichen bei Polypathie)

Zusätzliche psychoorganische Symptome
(z. B. dementiver Abbau und/oder exogen psychotische Episoden)

Pathologische Befunde bei der cerebralen Zusatzdiagnostik

---

des nigrostriatalen Systems bezogen werden können. Das Zusammentreffen Parkinson-spezifischer mit davon unabhängigen seneszenten oder vaskulären Hirnveränderungen oder der Übergang in eine Multisystemerkrankung verschlechtert die Prognose und beeinträchtigt die therapeutische Beeinflußbarkeit. Wir haben vorgeschlagen, beim Nebeneinander von Parkinson-Symptomen und Symptomen einer cerebralen Zweitkrankheit oder bei Parkinson-Symptomen im Rahmen heterogener Multisystemdegenerationen von Parkinson plus zu sprechen (Abb. 5), um hiermit die geänderte prognostische Situation deutlich zu machen (*Fischer et al., 1983, Fischer, 1984*). Die mit Parkinson plus umschriebenen Befunde und Probleme kennzeichnen neue klinische Aspekte bei der Parkinson-Krankheit, die sich vor allem aus Langzeitverlaufsbeobachtungen ergeben haben. Sie sind auf eine besondere Weise Indikatoren, wie sehr sich das Bild der Parkinson-Krankheit durch die L-Dopa-Therapie geändert hat. Vor Einführung der L-Dopa-Behandlung mündete nach einem variablen Beginn die Parkinson-Krankheit bald in ein recht uniformes Bild ein, das typenbildend die Differenzen der verschiedenen erkrankten Persönlichkeiten und Unterschiede von Alter und Geschlecht einebnete. Erst unter der tiefgreifenden Beeinflussung des Krankheitszustands durch die L-Dopa-Therapie werden die unterschiedlichen soziodemographischen Merkmale für das klinische Bild und die Verarbeitung des Krankheitszustandes erneut wirksam. Gleichzeitig können etwaige begleitende cerebralorganische, seneszente Veränderungen oder Zweitkrankheiten demaskiert werden.

Der L-Dopa-Therapie kommt Modellcharakter für die Therapie chronischer, ursächlich bisher nicht heilbarer cerebraler Erkrankungen zu. Betrachtet man die hinter uns liegenden Jahre der Konzep-

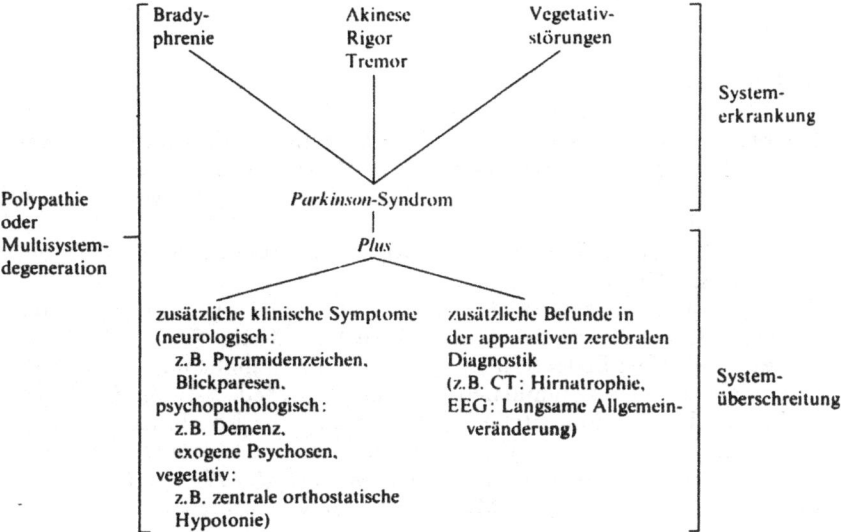

Abb. 5. Schema von Parkinson plus. Die Parkinson-Symptomatik wird von weiteren cerebralen Symptomen begleitet, die nicht auf den nigrostriatalen Prozeß bezogen werden können und eine Generalisierung im Sinne einer Multisystemerkrankung oder die Kombination mit einer Zweitkrankheit anzeigen (nach *Fischer*, 1984, S. 2)

tion und Entwicklung der L-Dopa-Therapie, wird der stetige Wandel der klinisch jeweils relevanten Aspekte deutlich: Nach der bahnbrechenden Konzeption *Birkmayers,* aufgrund klinischer Befunde die Parkinson-Krankheit auf eine Neurotransmitterstörung zurückzuführen, nach der bewußt vereinfachenden, aber so erfolgreichen Hypothese, das Parkinson-Syndrom auf ein striäres Dopaminmangelsyndrom zu reduzieren und hieraus therapeutische Konsequenzen zu ziehen, nach Optimierung der Therapie durch Einführung der Decarboxylasehemmer und nach Erprobung geeigneter Kombinationsbehandlungen sprechen nun klinische Befunde dafür, bei der Systemerkrankung Parkinson-Syndrom wieder mehr den cerebralen Hintergrund zu beachten. In vielen Fällen besteht ein polypathes cerebrales Krankheitsbild, das sich während der Langzeittherapie oft unter den Augen des behandelnden Arztes entwickelt. Damit stellen sich neue diagnostische und therapeutische Fragen, die mit dem alten hirnpathologischen Problem der Symptombildung und Symptomprognose bei cerebraler Polypathie zusammenhängen.

Literatur

de Ajuriaguerra, J. (Hrsg.): Monoamines Noyaux Gris Centraux et Syndrome de Parkinson. Paris: Masson. 1971.

Barbeau, A., Murphy, G. F., Sourkes, T. L.: Excretion of dopamine in diseases of basal ganglia. Sciences *133*, 1706—1708 (1961).

Barbeau, A.: L-Dopa therapy in Parkinson's disease. Canad. Med. Ass. J. *101*, 791—800 (1969).

Barbeau, A., McDowell, F. (Hrsg.): L-Dopa and Parkinsonism. Philadelphia: Davis. 1970.

Birkmayer, W., Hornykiewicz, O.: Der L-3, 4-Dioxyphenylalanin- (= Dopa) Effekt bei der Parkinson-Akinese. Wien. klin. Wschr. *73*, 787—788 (1961).

Birkmayer, W.: Die Bedeutung des Monoamin-Metabolismus für die Pathologie des extrapyramidalen Systems. Ars. Med. *57*, 814—831 (1967).

Birkmayer, W.: Experimentelle Ergebnisse über die Kombinationsbehandlung des Parkinson-Syndroms mit L-Dopa und einem Decarboxylasehemmer (RO 4-4602). Wien. klin. Wschr. *81*, 677—679 (1969).

Birkmayer, W.: Der moderne Mensch und seine Konflikte. Ärztl. Fortb. *22*, 309—313 (1972).

Birkmayer, W., Neumayer, E.: Die moderne medikamentöse Behandlung des Parkinsonismus. Z. Neurol. *202*, 257—280 (1972).

Cotzias, G. C., van Woert, M. H., Schiffer, L. M.: Aromatic amino acids and modification of parkinsonism. New Engl. J. Med. *276*, 374—379 (1967).

Fischer, P.-A., Schneider, E., Jacobi, P., Maxion, H.: Verlaufsuntersuchungen während der L-Dopa-Therapie des Parkinson-Syndroms. Pharmakopsychiat. *4*, 136—148 (1971).

Fischer, P.-A., Schneider, E., Jacobi, P., Maxion, H.: Langzeitstudie zur Effektivität der L-Dopa-Therapie bei Parkinson-Kranken. Nervenarzt *44*, 128—135 (1973 a).

Fischer, P.-A., Schneider, E., Jacobi, P., Maxion, H.: Kombinationsbehandlung des Parkinson-Syndroms mit L-Dopa und einem Decarboxylasehemmer. Med. Welt (NF) *24*, 1742—1746 (1973 b).

Fischer, P.-A., Jacobi, P., Schneider, E., Becker, H.: Correlation between clinical and CT-findings in Parkinson's syndrome. In: Computerized Tomography (*Lanksch, N., Kazner, E.*, Hrsg.), S. 244—248. Berlin-Heidelberg-New York-Tokyo: Springer. 1976.

Fischer, P.-A., Schneider, E., Jacobi, P.: Klinische Bilder des Parkinson-Syndroms und ihre Verläufe. In: Pathophysiologie, Klinik und Therapie des Parkinsonismus (*Gänshirt, H., Berlit, P., Haack, G.*, Hrsg.), S. 51—56. Basel: Roche. 1983.

Fischer, P.-A. (Hrsg.): Parkinson plus. Zerebrale Polypathie beim Parkinson-Syndrom. Berlin-Heidelberg-New York-Tokyo: Springer. 1984.

Gerstenbrand, F., Pateisky, K.: Über die Wirkung von L-Dopa auf die motorischen Störungen beim Parkinson-Syndrom. Wien. Z. Nervenheilk. *20*, 90—100 (1962).

Hirschmann, J., Mayer, K.: Neue Wege zur Beeinflussung extrapyramidaler motorischer Störungen. Arzneimittel-Forsch. *14*, 599—601 (1964).

Kapp, W., Leickert, K. H.: Das Parkinson-Syndrom. Neurochemie — Klinik — Therapie. Stuttgart-New York: Schattauer. 1971.

Schneider, E., Fischer, P.-A., Jacobi, P., Maxion, H.: Wirkungsvergleich von L-Dopa und der Kombination L-Dopa + Decarboxylasehemmer beim Parkinson-Syndrom. Arch. Psychiat. Nervenkr. *217*, 95—112 (1973).

Schneider, E., Fischer, P.-A., Jacobi, P., Becker, H., Beyer, M.: Cerebral atrophy and long-term response to levodopa in Parkinson's disease. J. Neurol. *222*, 37—43 (1979 a).

Schneider, E., Becker, H., Fischer, P.-A., Grau, H., Jacobi, P.: The course of brain atrophy in Parkinson's disease. Arch. Psychiat. Nervenkr. *227*, 89—95 (1979 b).

Siegfried, J., Ziegler, W. H., Regli, F., Fischer, C., Kaufmann, W., Perret, E.: Treatment of parkinsonian with L-Dopa in association with a decarboxylase inhibitor. First objective results. Pharmacol. Clin. *2*, 23—26 (1969).

Selby, G.: Long-term treatment of Parkinson's Disease with L-Dopa: A clinical study of 148 Patients. In: Advances in Parkinsonism (*Birkmayer, W., Hornykiewicz, O.,* Hrsg.), S. 473—482. Basel: Roche. 1976.

Umbach, W., Baumann, D.: Die Wirksamkeit von L-Dopa bei Parkinson-Patienten mit und ohne stereotaktischen Hirneingriff. Arch. Psychiat. Z. Neurol. *205*, 281—292 (1964).

Yahr, M. D., Duvoisiu, R. C., Schear, M. J., Barret, R. E., Hoehn, M. M.: Treatment of parkinsonism with Levodopa. Arch. Neurol. (Chic.), *21*, 343—354 (1969).

Yahr, M. D.: Evaluation of Long-term Therapy in Parkinson's Disease: Mortality and Therapeutic Efficacy. In: Advances in Parkinsonism (*Birkmayer, W., Hornykiewicz, O.,* Hrsg.), S. 435—443. Basel: Roche. 1976.

Anschrift des Verfassers: Prof. Dr. *P.-A. Fischer,* Leiter der Abteilung für Neurologie, Klinikum der Johann-Wolfgang-Goethe-Universität, Schleusenweg 2—16, D-6000 Frankfurt am Main.

Alternative Möglichkeiten zur Madopar-Therapie

J. Siegfried

Neurochirurgische Klinik, Universitätsspital Zürich, Schweiz

Wenn Sie einen Neurochirurgen nach alternativen Möglichkeiten in der Behandlung der Parkinsonschen Krankheit fragen, wird er zweifellos die stereotaktische Operation erwähnen. Wenn Sie aber mich als Neurochirurgen fragen, dürfen Sie nicht vergessen, daß ich mich seit bald 25 Jahren leidenschaftlich mit der Parkinsonschen Krankheit befasse und alle möglichen medikamentösen Behandlungen versucht habe, oft in größerem Ausmaß (Tab. 1). Ich möchte auch er-

Tabelle 1. *Therapeutische Aspekte, die vom Autor in der Behandlung der Parkinsonschen Krankheit angewandt wurden*

Behandlung	Anwendung seit	Anzahl der Fälle (ungefähr)
Stereotaktische Operation	1961 ⟶	1100
L-Dopa	1966–1968	30
L-Dopa + Ro 4-4602	1968–1973	550
L-Dopa + andere Decarboxylasehemmer	1973–1976	220
Andere Medikamente (3-0-Methyl-Dopa, Budipine usw.)	1973 ⟶	80
Madopar	1973 ⟶	1800
Andere Dopamin-Agonisten	1973 ⟶	520
Madopar CR/HBS	1983 ⟶	19

Kombination mit einem Decarboxylasehemmer innert weniger Jahre eine beträchtliche Anzahl von Patienten behandelt habe und somit als Eingeweihter eine Therapie mit Madopar in jedem Fall als unerläßlich betrachte, und zwar in vorzeitigem Stadium. Ich möchte mich auch von denjenigen unterscheiden, die heute die Tendenz haben, so lange wie möglich mit der Gabe von Madopar zu warten oder eher Anticholinergika verschreiben. Es gibt für mich also keine Alternative zur Madopar-Therapie, sondern eine ergänzende therapeutische Möglichkeit, nämlich die Neurochirurgie.

Die neurochirurgische Behandlung der Parkinsonschen Krankheit: eine Ergänzung und nicht eine Alternative

Die neurochirurgische Behandlung der Parkinsonschen Krankheit, vor allem des Tremors, fand ihren Anfang vor bald 75 Jahren mit *Förster,* der die Rhizotomie versuchte. Nach verschiedenen Operationsversuchen, wie Sympathektomie, Chordotomie, Thyroidektomie, kortikale Abtragungen, Pyramidotomie, subkortikale Durchtrennungen, Capsulotomie, Pädonkulotomie sowie Leukotomie, hat die Neurochirurgie ihren triumphalen Weg anfangs der fünfziger Jahre in der Durchtrennung der Ansa lenticularis gefunden. Dann führte man die Pallidektomie durch, dann benützte man die Stereotaxie für die Pallidektomie, und endlich kam der Durchbruch zur Thalamotomie und Subthalamotomie. Von 1911 bis 1955, also während 44 Jahren, wurden 22 verschiedene Arten von Operationen hervorgebracht; seit jetzt 30 Jahren wird der gleiche Zielpunkt, der Nucleus ventrolateralis im Thalamus und/oder in der unmittelbar darunter liegenden subthalamischen Region, von praktisch fast allen Neurochirurgen verwendet. Diese aktuelle Konstanz zeigt sicher den Wert dieser Operation, die nach einer rückläufigen Periode in den siebziger Jahren, als das L-Dopa auf dem Markt eingeführt wurde, jetzt wieder von neuem, bei einer immer größeren Zahl von Patienten, vorgeschlagen wird. Eine ventrolaterale Thalamotomie ist immer noch die einzige therapeutische Methode, die imstande ist, den Tremor zu beheben und die Rigidität in einer spektakulären Art in 85% der Fälle zu beeinflussen. Länger und stärker anhaltende Nebeneffekte, die aber meistens wenig störend sind, werden bei ca. 3% der Operierten beobachtet.

Die neurochirurgische Behandlung ist als Zusatzmaßnahme zur Madopar-Therapie (letztere nennen wir Basisbehandlung) anzusehen, denn sie richtet sich an zwei Symptome und nicht an das Syndrom. Sie ersetzt weder die medikamentöse Behandlung mit

Madopar, noch schließt sie diese aus, mit vielleicht einer Ausnahme: die Behandlung eines isolierten Parkinson-Tremors, ohne oder fast ohne Rigidität oder Hypokinesie, also ein Tremor, der ohnehin wenig Chancen hat, medikamentös beeinflußt zu werden. Auch bei diesen besonderen Fällen ist jedoch eine spätere Behandlung mit Madopar die logische Konsequenz bei der langsam fortschreitenden Krankheit.

Indikationen und Kontraindikationen der stereotaktischen Operation

Die unwillkürlichen Bewegungen und die Rigidität sind die Symptome der Wahl für eine stereotaktische Thalamotomie im ventrolateralen Nukleus (Tab. 2). Bis zum Zeitalter der L-Dopa-Therapie war der Tremor als unwillkürliche Bewegung die Hauptindikation der Operation. Als erste haben wir 1970 die Beobachtung gemacht, daß bei mit Erfolg operierten Patienten mit einseitigem Tremor spätere iatrogene Hyperkinesien als Folge der L-Dopa-Therapie nicht zu sehen waren; dies wurde in der Folge durch zahlreiche andere Autoren bestätigt. Diese Tatsache hat uns ermutigt, die stereotaktische Thalamotomie bei Hyperkinesien, die als Folge der L-Dopa-Therapie auf einer Körperseite stark ausgeprägt vorhanden sind und für den Patienten besonders störend sind, vorzuschlagen. Die Erfolge sind vergleichbar mit denjenigen in der Behandlung des Tremors und erlauben eine viel befriedigendere Anwendung von L-Dopa im Kampf gegen die Hyperkinesie.

Die Kontraindikationen für eine stereotaktische Operation sind heute gut bekannt (Tab. 3). Es handelt sich dabei um das psycho-

Tabelle 2. *Indikationen zur neurochirurgischen Behandlung der Parkinsonschen Krankheit*

1. Unwillkürliche Bewegungen (Tremor, iatrogene Hyperkinesie), bei welchen die Intensität eine operative Behandlung rechtfertigt
2. Rigidität

Tabelle 3. *Kontraindikationen für eine neurochirurgische Behandlung der Parkinsonschen Krankheit*

— Psycho-organisches Syndrom
— Hydrocephalus
— Hypertonie
— Diabetes

organische Syndrom (sei es aus vaskulärem Grund mit zerebraler Atrophie oder als Folge einer anderen Ursache), den Hydrocephalus internus, welcher keine genaue Berechnung des Zielpunktes bei der stereotaktischen Operation erlaubt, die arterielle Hypertonie oder den Diabetes mit kapillarer Fragilität, bei welchen man beim Eingriff eine Blutung riskiert. Das Alter eines Patienten ist keine Kontraindikation; wir haben schon über 80jährige Parkinson-Patienten operiert ohne Komplikationen, wenn die in Tab. 3 erwähnten Faktoren nicht vorhanden waren.

Eine bilaterale stereotaktische Operation ist nur in seltenen Fällen empfehlenswert. In Wirklichkeit können die Komplikationen in Form von Dysarthrie oder Anarthrie, Dysphonie oder Aphonie sowie Schluckbeschwerden in 20 bis 30% der Fälle beobachtet werden.

Die bilaterale Operation kann mit größerer Sicherheit in zwei Sitzungen durchgeführt werden, wenn der Zeitpunkt zwischen den zwei Operationen genügend groß ist (mindestens ein Jahr, im allgemeinen aber mehr als zwei Jahre) und es sich bei den Patienten um jüngere Leute handelt, die vor der zweiten Operation keine Sprachstörungen aufweisen.

Der aktuelle Stand der Stereotaxie in der Behandlung der Parkinsonschen Krankheit

Bei jedem Tremor (oder iatrogener Hyperkinesie), durch welchen der Patient sozial oder funktionell gestört ist und welcher durch eine medikamentöse Behandlung nicht kontrolliert werden kann, sollte, ohne lange zu warten, eine stereotaktische Operation in Betracht gezogen werden. Der sofort sichtbare Erfolg ist für den Patienten besonders nennenswert. Abgesehen von einer bemerkenswerten Verbesserung seiner Lebensqualität, kann er oft seine berufliche Aktivität fortführen. Wir hören oft von Patienten, daß sie es bedauern, nicht früher operiert worden zu sein. Die Operation darf also nicht als Ultima ratio in der Therapie der Parkinsonschen Krankheit betrachtet werden, sondern als eine Behandlungsmöglichkeit, welche frühzeitig ins Auge gefaßt werden sollte. Die Madopar-Therapie bleibt für uns die Basisbehandlung der Parkinsonschen Krankheit. In vielen Fällen ist aber eine Begleittherapie unvermeidbar und bei manchen Patienten sogar sehr wünschenswert. Die operative Behandlung ist also für viele Parkinson-Patienten eine sehr dankbare Begleittherapie.

Anschrift des Verfassers: Prof. Dr. *J. Siegfried,* Neurochirurgische Universitätsklinik, CH-8091 Zürich.

Verlaufstypen des Parkinson-Syndroms

G. Schnaberth

I. Neurologische Abteilung, Neurologisches Krankenhaus der Stadt Wien, Rosenhügel, Wien, Österreich

Differentialdiagnostische Schwierigkeiten ergeben sich bei der Parkinson-Krankheit mitunter nur am Beginn der Erkrankung, wenn einzelne Symptome eine unterschiedlich starke Beteiligung am Krankheitsbild zeigen und auch zu unterschiedlichen Zeiten im Krankheitsverlauf auftreten. Im *Initialstadium* ist eine Fehleinschätzung der Parkinson-Krankheit möglich, so z. B.:

— Bei Überwiegen der rigid-hypokinetischen Symptomatik, welche oft frühzeitig die Gelenksbeweglichkeit beeinträchtigt, zum Teil als Folge trophischer Störungen, zum Teil infolge der motorischen Inaktivität. Diese Beschwerden können dann zu Unrecht wie Muskelverspannungen im Bereich der langen Rückenstrecker als *spondylogen-radikuläres Syndrom*, die Gelenksschmerzen als *Arthrose* oder als *„rheumatisch bedingt"* imponieren.

— Eine Hypomimie, die Inaktivität des rigid-akinetischen Typs sowie ein verlangsamter Gedankenduktus können zur Annahme einer *zyklothymen Depression* verleiten.

— Bei halbseitiger Ausprägung, dem progredient verlaufenden Hemi-Parkinson-Syndrom, wird der *Verdacht eines Hirntumors* entstehen können.

— Bei akuter Dekompensation eines akinetisch betonten Hemi-Parkinson-Syndroms ist eine Verwechslung mit einem *Zerebralinsult* möglich.

— Steht initial der Tremor als isoliertes Symptom im Vordergrund, ist dieser differentialdiagnostisch vom *zerebellaren* und vor allem vom *essentiellen Tremor* abzugrenzen.

Tabelle 1

Parkinson-Syndrom	Multimorbidität	
Systemerkrankungen	Zweitkrankheiten	
	Zerebral	Extrazerebral

1. *Idiopathisches P. S.*+
 2. *Symptomatisches P. S.*
  Postenzephalitisch
  Vaskulär
  Tumoral
  Posttraumatisch
  Toxisch
  Medikamentös
	z. B. Hirnatrophie
	 Askl Cerebri
	 Cerebrovask. Insuff.
	 Ops
	 Demenz
	 Exogene Psychosen
		z. B. Kardial
		 Pulmonal
		 Nephrogen
		 Athrosen
		 Sehbehinderung

Multisystemerkrankungen	Zerebral	Extrazerebral
z. B. Progressive supranukleäre Lähmung M. Wilson	Demenz, Blickparese Ops, Demenz, Zerebelläre Sy., Torsionsdystonie	Leberzirrhose, Osteoporose

+ A. Ohne familiäre Belastung.
  B. Mit familiärer Belastung.

Vom klinischen Verlauf kann nach *Birkmayer et al.* (1979) zwischen einer *benignen und einer malignen Verlaufsform* der Parkinson-Krankheit unterschieden werden, womit wohl aber noch keine Aussage getroffen ist, ob die genannten Verlaufseigenheiten Ausdruck der nigrostriatalen Systemerkrankung allein oder Folge einer Systemüberschreitung sind, und zwar im Sinne von *Multisystemerkrankungen* (wie z. B. die progressive supranukleäre Blicklähmung oder das Shy-Drager-Syndrom) oder im Sinne einer das Parkinson-Syndrom begleitenden *Multimorbidität;* eine Hirnatrophie, Arteriosclerosis cerebri, eine zerebrovaskuläre Insuffizienz kann den Parkinson-Verlauf wesentlich komplizieren (Tab. 1). Von *Fahn* (1977) und *Fischer* (1984) wurde für diese Fälle der treffende Ausdruck „*Parkinson plus*" geprägt. Eine wesentliche Differenzierung stellt des weiteren die Gegenüberstellung der Verlaufseigenheiten eines sogenannten *Tremor-Dominanztyps* und eines *Rigor-Akinese-Dominanztyps* bzw. eines sogenannten *Äquivalenztyps* (Rigor, Akinese und Tremor etwa gleichermaßen ausgeprägt) dar, wie sie von *Barbeau* (1973, 1976) vorgenommen wurde und von *Fischer et al.* (1978) und von der eigenen Arbeitsgruppe *Auff et al.* (1983) bestätigt werden konnte.

Im folgenden soll eine Charakterisierung einzelner Subtypen, wie insbesondere der Rigor-Akinese-Dominanztyp, der Äquivalenztyp sowie der Tremor-Dominanztyp versucht werden. Eine möglichst präzise Unterteilung des Parkinson-Syndroms in wohl definierte Subtypen ist für statistische Belange, vor allem aber für die Beurteilung der Wirksamkeit der Parkinson-Medikation von wesentlicher Bedeutung; viele Publikationen lassen häufig eine vergleichende Beurteilung gar nicht zu, nur weil das Krankengut nicht ausreichend differenziert wurde.

Als Grad der Behinderung wurden in dem von *Birkmayer* und *Neumayer* (1972) modifizierten *Disability score* 10 Items (10er Score pro Item) aufgenommen, und zwar Tremor, Gangstörung, Pulsionstendenz, An- und Auskleiden, Umdrehen im Bett, Aufstehen, Essen, Sprache, Schrift und Bradyphrenie. Bei einem Gesamtscore bis 30 wurde der Parkinson-Kranke als leicht, einem Score bis 60 als mittelschwer und einem Score über 60 als schwer behindert eingestuft (Tab. 2).

Die Methodik neuropsychologischer Untersuchungen folgte den gleichen Kriterien, wie sie in früheren Arbeiten charakterisiert wurden (*Auff et al.*, 1983).

Untersucht wurden 132 Patienten mit einem idiopathischen Parkinson-Syndrom. Das Erstmanifestationsalter betrug 62,9 ± 11,6 Jahre, die durchschnittliche Erkrankungsdauer 7,3 ± 4,8 Jahre und das durchschnittliche Lebensalter der Patienten 70,2 ± 9,5 Jahre.

Tabelle 2. *Disability Score*[+]

1	Tremor	0–9
2	Gang (Start, kurzschrittig)	0–9
3	Pulsion („Laufen")	0–9
4	An-, Ausziehen	0–9
5	Umdrehen im Bett	0–9
6	Aufstehen	0–9
7	Essen	0–9
8	Sprache	0–9
9	Schrift	0–9
10	Bradyphrenie	0–9
	Gesamtscore	100

[+] Modifiziert nach *Birkmayer* und *Neumayer* (1972).
1: <30 leicht.
2: −60 mittelschwer.
3: >60 schwer behindert.

Rigor-Akinese-Dominanztyp (Ra)

In über zwei Dritteln aller Parkinson-Kranken steht der rigid-akinetische Symptomenkomplex ganz im Vordergrund. In etwa der Hälfte dieser Fälle besteht zusätzlich auch ein Tremor, so daß man noch einen *Rigor-Akinese-Tremor-Typ* (sogenannter *Äquivalenztyp, Rat*) abtrennen könnte, doch zeigen beide Formen klinisch nur geringe Unterschiede.

Prognostisch sind diese Symptome relativ häufig kompliziert durch Zeichen einer hirnorganischen Leistungsminderung, welche in ein zunehmend dementielles Bild einmünden kann („Parkinson plus"), und sie sind auch häufiger sogenannten malignen Verlaufsformen zuzuordnen. Der Behinderungsgrad ist beim rigid-akinetischen Patienten im Vergleich zum Tremor-Dominanztyp wesentlich stärker ausgeprägt. Eine Behandlung mit L-Dopa oder sogenannten dopaminergen Substanzen kann über Jahre eine wesentliche Verbesserung der motorischen Leistung erbringen.

Tremor-Dominanztyp (T)

Diese Form findet man in etwa einem Viertel aller Parkinson-Kranken. Die Tremor-Symptomatik steht ganz im Vordergrund, vereinzelt nur finden wir einen geringen Rigor, eine Akinese fehlt bei diesen Fällen. Prognostisch handelt es sich zumeist um benigne Verlaufsformen, die in der Regel zu keiner Invalidität führen, insbesondere bleibt praktisch immer die Entwicklung eines das Zustandsbild komplizierenden hirnorganischen Abbaus aus. Bei diesem Typus ist der Einsatz anticholinergisch wirksamer Medikamente indiziert, auch Bromocriptin beeinflußt den Tremor manchmal günstig, während L-Dopa-Präparate oder Amantadine eine meist nur geringe Beeinflussung des Tremors zeigen.

Einige statistisch gesicherte Beziehungen sollen die genannten Subtypen noch näher charakterisieren:

Wird z. B. der *Behinderungsgrad* mit den Subtypen des Parkinson-Syndroms (Abb. 1) in Beziehung gesetzt, so zeigt sich, daß der Patient vom Rigor-Akinese-Dominanztyp oder vom Äquivalenztyp deutlich schwerere Behinderungsgrade aufweist als Patienten vom Tremor-Dominanztyp. Der Unterschied zwischen Behinderungsgrad des Rigor-Akinese-Typs und des Äquivalenztyps (Abb. 2) war ebenfalls statistisch signifikant, d. h. der rigid-akinetische Patient ist höhergradig behindert als der Patient mit einem Mischtyp eines Parkinson-

		Disability			
		1	2	3	
	Ra	1	5	2	8
Subtyp	Rat	15	34	14	63
	T	8	0	0	8
		24	39	16	79

$X^2 = 17.86$; DF $= 4$; P < 0.01.

Abb. 1

		Disability		
		<60	>60	
Subtyp	Ra	15	15	30
	Rat	57	14	71
		72	29	

$X^2 = 9.35$; p < 0.01.

Abb. 2

Komplexe Bewegungen

		1	2	3	4	5	
Subtyp	Ra	0	1	4	3	0	8
	Rat	1	16	34	12	0	63
	T	5	2	1	0	0	8
		6	19	39	15	0	79

$X^2 = 33.03$; DF = 3; $p < 0.001$.

Abb. 3

Subjektive Behinderung

		keine	mittel	schwer	
Disability	1	17	7	0	24
	2	10	25	4	39
	3	1	6	9	16
		28	38	13	79

PHI = 0.65; $p < 0.001$.

Abb. 4

Demenz

		keine	leicht	schwer	
Subtyp	Ra	1	5	1	7
	Rat	16	26	19	61
	T	7	1	0	8
		24	32	20	76

$X^2 = 12.76$; DF = 4; $p < 0.01$.

Abb. 5

Syndroms. Eine Untersuchung spezieller Bereiche der Behinderung zeigte, daß in der Variablen *Komplexe Bewegungen* (wie z. B. Umdrehen im Bett, Aufstehen, Gang) deutlich günstigere Werte bei den Tremor-Patienten zu finden waren als bei den anderen Subtypen (Abb. 3). Die vom Patienten *subjektiv empfundene Behinderung* korrelierte mit dem von uns angewandten *Disability Score* statistisch signifikant (Abb. 4). Ein *organisches Psychosyndrom* bzw. dementielle Veränderungen sind des weiteren bei Patienten vom Rigor-Akinese-Dominanztyp oder Äquivalenztyp eher zu erwarten als beim Tremor-Dominanztyp (Abb. 5), aber auch eher bei Patienten mit einem zunehmenden Behinderungsgrad zu finden (Abb. 6).

		Demenz		
		keine Demenz	Demenz	
Disability	<60	21	34	55
	>60	1	17	18
		22	51	73

$X^2 = 5.39$; $p < 0.05$.

Abb. 6

Betrachtet man den Krankheitsverlauf des Parkinson-Patienten im Längsschnitt, so lassen sich (mit progredienter Degeneration der nigrostriatalen Bahn und entsprechend progredienter klinischer Verschlechterung) deutliche Schwankungen in der Parkinson-Symptomatik beobachten. Bezüglich dieser *Verlaufs-Besonderheiten* berichten die Kranken, daß ihre rigid-akinetische Symptomatik tageszeitlich, aber auch im Laufe von Tagen und Wochen bei gleichbleibender Medikation sehr unterschiedlich ausgeprägt sein kann; diese „Fluktuationen" können häufig durch Aufteilung der Dopa-Medikation auf kleinere, aber mehrere Einzeldosen pro Tag behoben werden (Dosisfraktionierung, wobei sich die Madopar Tabletten mit Kreuzbruchrille zu 200/50 mg für die Dosisumverteilung besonders eignen). Unter dem Einfluß von Affektsituationen (z. B. Ängstlichkeit bei Überschreiten einer verkehrsreichen Straße, Weg auf ein Amt) kann die Bewegungsverlangsamung so drastisch zunehmen, daß der Patient förmlich in seiner Beweglichkeit erstarrt: sogenannter *freezing effect*. Ein besonderer Affektstreß (Ausbruch eines Feuers, psychotische Angst bei zerebral reduzierten Patienten) kann eine Verbesserung der Akinese bewirken: sogenannte *paradoxe Kinesie;* ein z. B. untertags bettlägeriger immobiler rigid-akinetischer Parkinson-Patient kann plötzlich bettenflüchtig werden oder z. B. seine Wohnung verlassen. Sogenannte *„on-off"-Phasen* treten besonders unvermittelt auf, der Patient ist von einer Sekunde zur anderen immobil, kann z. B. nicht mehr vom Sessel aufstehen oder vom „Fleck wegtreten". Nach Minuten kehrt die alte Beweglichkeit wieder zurück. Neben der bereits erwähnten Dosisfraktionierung mit Madopar bewährt sich in diesen Fällen die zusätzliche Verabreichung von Bromocriptin. Je fortgeschrittener die Erkrankung ist, um so länger sind die „off"-Phasen, in denen der Patient weitgehend immobil ist, und um so häufiger treten diese auf. Schließlich ist das „on-off"-Phänomen so protrahiert, daß sogenannte *akinetische Krisen* auftreten, die nicht nur Phasen der Immobilität darstellen, sondern auch echte vital bedrohliche Krisen, in denen die elementaren vegetativen Funktionen des Hirnstammes, wie Herz-, Kreislauf-, Temperatur-, Atem-Regulation, in labilem Zustand sind. Hinzukommende Infekte, operative Eingriffe bzw. eine Narkose können nicht nur eine Krise auslösen, sondern können den Patienten innerhalb weniger Tage dahinraffen. Anfangs sprechen PK Merz (Amantadin)-Infusionen auf diese lebensbedrohlichen Krisen gut an. Das Auftreten akinetischer Krisen kündet aber immer ein fortgeschrittenes bzw. terminales Stadium der Parkinson-Krankheit an, wobei in einer der nachfolgenden akinetischen Krisen der Patient ad exitum kommen kann. Die Beobachtung von Patienten mit einem rigid-akinetischen Parkinson-Syndrom im Längsschnittverlauf hat gezeigt, daß in weit über der Hälfte der Fälle unabhängig von Bradyphrenie oder depressiver Verstimmung zusätzlich mit *hirnorganischem Abbau* gerechnet werden muß, wie Zeichen des intellektuellen Abbaus, Minderung von Merkfähigkeit und Gedächtnis, Aufmerksamkeitsstörungen sowie Minderung der psychischen Dauerbelastbarkeit. In fortgeschrittenen Fällen sind schließlich dementielle Zustandsbilder möglich. Gehäuft werden in der kranialen Computertomographie deutliche hirnatrophische Veränderungen nachgewiesen.

Sogenannte L-Dopa-induzierte Psychosen entsprechen phänomenologisch einem akut exogenen Reaktionstyp, wobei häufig über ein neurasthenisch-hyperästhetisches Vorstadium Unruhe- und Angstzustände, paranoide Ideen, zunehmend Merkfähigkeits- und Gedächtnisstörungen, Zeichen der Desorientiertheit, illusionäre Verkennungen bzw. halluzinatorische Erlebnisse bestehen. Diese psychotischen Bilder sind prinzipiell reversibel und erfordern meist nur eine vorübergehende Reduktion, aber kein Absetzen der Parkinson-Medikation, da dies selbst für die Auslösung einer akinetischen Krise verantwortlich sein kann. Zusätzlich bewährt sich eine limitierende Verabreichung von Esucos (Dixyrazin) oder Lexotanil (Bromazepam). Gleichartige Psychosen sah man früher in der Ära vor Einführung der modernen Parkinson-Therapie, d. h. sie sind Ausdruck eines hirnorganischen Abbauprozesses, die durch den Einfluß der Parkinson-Medikation (nicht nur durch L-Dopa, sondern auch durch Amantadin, Bromocriptin, Anticholinergika) nur häufiger gesehen bzw. ausgelöst werden und somit immer ein fortgeschrittenes Stadium der Parkinson-Krankheit anzeigen. Auch in diesen Fällen sind hirnatrophische Veränderungen in der kranialen Computertomographie häufig nachweisbar.

Sogenannte L-Dopa-induzierte Dyskinesien (zumeist perioral betont, als Grimassieren oder Kiefermahlen imponierend; weiter oft sehr schmerzhafte Verkrampfungen der Waden- und Fußmuskulatur mit „Spitzfuß-Einwärtsstellung" der Füße, auch paroxysmal auftretend und zu vorübergehender Immobilität führend; außerdem choreatische Bewegungsunruhe) treten zwar mitunter als Früh-Dyskinesien auf, nehmen aber im allgemeinen doch mit der Krankheitsdauer an Häufigkeit zu und weisen damit ebenfalls auf eine fortgeschrittene Parkinson-Erkrankung hin. Therapeutisch kann eine Dosisreduktion der Dopa-Medikation, eine Umverteilung der Gesamt-Dopadosis auf mehrere kleinere Einzelgaben sowie ergänzend die Verabreichung von Lexotanil (Bromazepam) versucht werden.

Literatur

Auff, E., Brunner, G., Schnaberth, G., Maly, J.: Subtypen des Parkinson-Syndroms. Klinische Analyse. In: Pathophysiologie, Klinik und Therapie des Parkinsonismus (*Gänshirt, H.,* Hrsg.). Basel: Editiones „Roche", 1983.

Barbeau, A.: Aging and the extrapyramidal system. J. Amer. Geriat. Soc. 21, 145–149 (1973).

Barbeau, A.: Pathophysiology of the oscillations in performance after long term therapy with L-Dopa. In: Advances in Parkinsonism (*Birkmayer, W.* and *Hornykiewicz, O.,* Hrsg.), S. 424–434. Basel: Editiones „Roche". 1976.

Birkmayer, W., Neumayer, E.: Die moderne medikamentöse Behandlung des Parkinsonismus. Z. Neurol. 202, 257 (1972).

Birkmayer, W., Riederer, P., Youdim, M. B. H.: Distinction between benign and malignant type of Parkinson's disease. Clin. Neurol. Neurosurg. 81, 158–164 (1979).

Fahn, St.: Secondary Parkinsonism. In: Scientific Approaches to Clinical Neurology (*Goldensohn, E. S., Appel, St. H.,* Hrsg.). Philadelphia: Lea and Febiger. 1977.

Fischer, P. A.: Parkinson plus. In: Parkinson plus. Zerebrale Plypathie beim Parkinson-Syndrom (*Fischer, P. A.,* Hrsg.). Berlin-Heidelberg-New York-Tokyo: Springer. 1984.

Fischer, P. A., Schneider, E., Jacobi, P.: Die Langzeitbehandlung des Parkinson-Syndroms mit L-Dopa. Befunde und Probleme. In: Langzeitbehandlung des Parkinson-Syndroms (*Fischer, P. A.,* Hrsg.), S. 87—103. Stuttgart-New York: Schattauer. 1978.

Anschrift des Verfassers: Prof. Dr. *G. Schnaberth,* Vorstand der I. Neurologischen Abteilung des Neurologischen Krankenhauses der Stadt Wien-Rosenhügel, Riedelgasse 5, A-1130 Wien.

Ein erhöhtes vaskulär-hämodynamisches Risiko als Komplikationsfaktor im Verlauf und in der Behandlung des Parkinson

E. Ott, F. Fazekas und *H. Lechner*

Psychiatrisch-neurologische Universitätsklinik Graz, Österreich

Einleitung

Unabhängig von der der Erkrankung zugrunde liegenden Ätiologie werden die klinischen Symptome des Morbus Parkinson in erster Linie durch einen Mangel an Dopamin verursacht. Neben dem dadurch entstehenden Neurotransmitterungleichgewicht zieht dieser Dopaminmangel auch eine verminderte metabolische Aktivität des Gehirnes nach sich (*Leenders et al.,* 1983; *Bustany et al.,* 1983), welche mit einer generellen und regionalen Reduktion der zerebralen Durchblutung einhergeht (*Bés et al.,* 1983; *Ott et al.,* 1983). Als wesentlich wurde der Verlust der „Hyperfrontalität" in regionalen Durchblutungsmustern erachtet, welche durch eine Substitutionsbehandlung mit Dopaminagonisten wiederherzustellen war (*Bés et al.,* 1983). Ausgehend von der Beobachtung, daß bei einer Gruppe von Parkinson-Patienten mit gleichem Behinderungsgrad, gleicher Alters- und gleicher Geschlechtsverteilung eine Therapie mit gleicher Menge L-Dopa und Decarboxylasehemmer (Madopar) nicht immer von einer Wiederherstellung der „Hyperfrontalität" im regionalen Durchblutungsmuster gefolgt war, war es Aufgabe der vorliegenden Untersuchung, mögliche Ursachen dafür zu finden. Ein Teil der Ergebnisse wurde schon an anderer Stelle berichtet (*Ott et al.,* 1983; *Lechner et al.,* 1984, 1985).

Patienten und Methodik

Die Ergebnisse der vorliegenden Untersuchung stützen sich auf 63 Patienten (28 Männer, 35 Frauen) mit einem Durchschnittsalter von

67 Jahren, welche wegen eines Parkinson-Syndroms aufgenommen worden waren. Die mittlere Krankheitsdauer sämtlicher Patienten betrug 62 Monate.

Neben der Erhebung der Anamnese, des neurologisch-psychiatrischen Untersuchungsbefundes und der Bestimmung des Behinderungsgrades (Webster-Skala) wurde bei 40 Patienten ein axiales Computertomogramm (SIEMENS DR-3) angefertigt und bei 25 Patienten die Gehirndurchblutung bestimmt. Bei allen Patienten erfolgte eine Bestimmung der zerebralen Risikofaktoren (RF), wie Blutdruck, Blutzucker, Lipide, sowie eines hämorheologischen Profils (Blutviskosität, Hämatokrit, Fibrinogen, Thrombozytenaggregation). Die Gehirndurchblutungsmessungen erfolgten mittels der nichtinvasiven 133-Xenon-Clearance-Methode (*Obrist et al.*, 1975), wobei 15—20 mCi Xenon 133 intravenös verabreicht und mit insgesamt 20 Kollimatoren die Elimination des Indikators verfolgt wurde.

Aufgrund der Ergebnisse konnte eine Unterteilung der Patienten vorgenommen werden, wobei 28 Patienten als „Parkinson mit hohem hämodynamischem Risiko" (HHR-P) und 35 Patienten als „idiopathischer Parkinson" (IP-P) benannt wurden.

Ergebnisse

Tab. 1 zeigt die Verteilung der RF in beiden Patientengruppen, wobei die arterielle Hypertonie deutlich häufiger in der HHR-P-Gruppe zu finden war und sich in bezug auf Diabetes, Blutviskosität und Thrombozytenaggregation signifikante Unterschiede ergaben.

Tabelle 1. *Häufigkeit vaskulärer Risikofaktoren bei Parkinson mit hohem hämodynamischem Risiko (HHR-P) und idiopathischem Parkinson (IP-P)*

RISIKOFAKTOR	HHR-P N	IP-P N
HYPERTONIE	6/28	3/35
DIABETES MELLITUS	11/28*	5/35
HYPERTRIGLYCERIDÄMIE	13/28	9/35
HYPERCHOLESTERINÄMIE	8/28	8/35
HYPERVISKOSITÄT	8/28*	3/35
REL. POLYCYTHÄMIE	4/28	4/35
HYPERFIBRINOGENÄMIE	6/28	3/35
GESTEIGERTE PAG:		
SPONTAN	16/26*	12/35
ADP	12/26*	6/35
ADRENALIN	16/26	19/35

$p < 0{,}05$ (CHI-QUADRAT TEST)

Tabelle 2. *Klinischer Befund, Alter bei Krankheitsbeginn und Krankheitsdauer bei Parkinson mit hohem hämodynamischem Risiko (HHR-P) und idiopathischem Parkinson (IP-P)*

	HHR-P (N=28)	IP-P (N=35)	
DURCHSCHNITTSALTER BEI KRANKHEITSBEGINN (JAHRE)	66,4 ± 9,9	58,8 ± 11,8	$p < 0,01$
EINSEITIGER BEGINN	13 (46,4%)	12 (34,3%)	N.S.
BEIDSEITIGER BEGINN	15 (53,6%)	23 (63,7%)	
HYPOKINESE:			
LEICHT BIS MITTEL	19 (67,9%)	27 (77,2%)	N.S.
STARK	9 (32,1%)	8 (22,8%)	N.S.
RIGOR:			
LEICHT BIS MITTEL	22 (78,6%)	27 (77,2%)	N.S.
STARK	6 (21,4%)	8 (22,8%)	N.S.
TREMOR:			
LEICHT BIS MITTEL	17 (60,7%)	21 (60,0%)	N.S.
STARK	8 (28,6%)	8 (22,8%)	N.S.

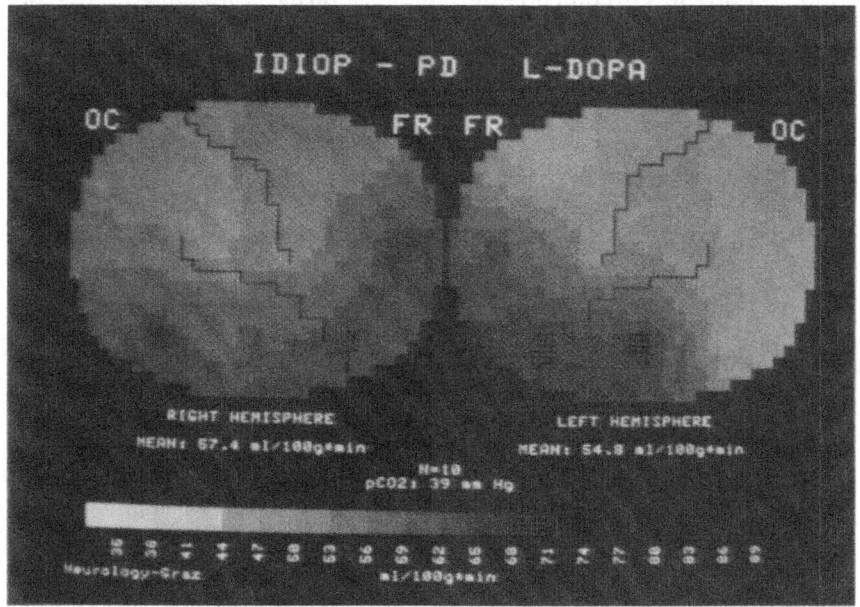

Abb. 1. Mittlere Hirndurchblutung und regionales Verteilungsmuster in beiden Hemisphären bei Patienten der IP-Gruppe. Hyperfrontalität unter L-Dopa-Behandlung gut wahrnehmbar (Dosis 375 mg/d).

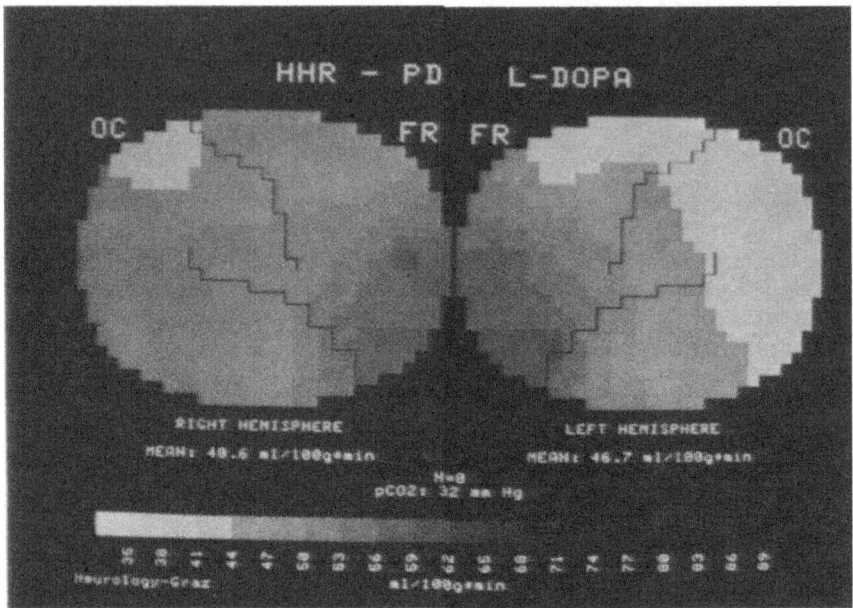

Abb. 2. Mittlere Hirndurchblutung und regionales Verteilungsmuster in beiden Hemisphären bei Patienten der HHR-Gruppe. Trotz gleicher Dosis (375 mg/dl) L-Dopa keine Hyperfrontalität wahrnehmbar; Gesamtdurchblutung ebenfalls niedriger als in der IP-Gruppe.

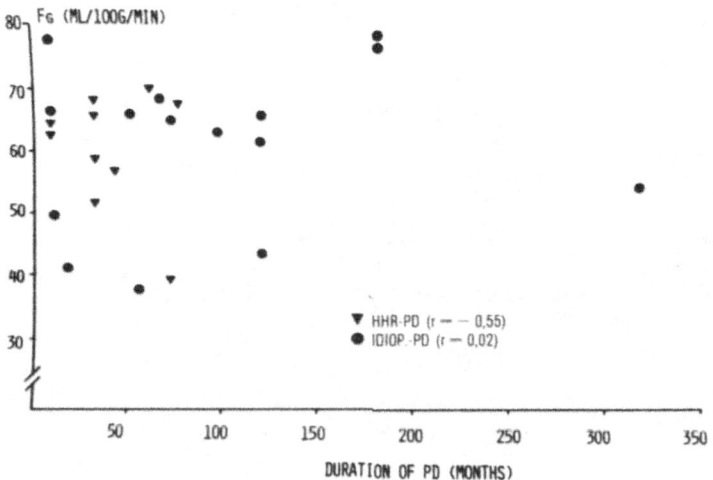

Abb. 3. Beziehung zwischen Hirndurchblutung und Erkrankungsdauer. Deutliche Beziehung beider Größen bei HHR-P-Patienten ($r = -0{,}55$).

Aus Tab. 2 ist ersichtlich, daß sich beide Patientengruppen im Hinblick auf den durch die Erkrankung verursachten Behinderungsgrad nicht unterschieden, daß jedoch die HHR-P-Gruppe in einem höheren Lebensalter erkrankte.

Die *Gesamtdurchblutung* war in der HHR-P-Gruppe (55,8 ± 8,6 ml/100 g/min) niedriger als in der Gruppe mit IP-P (59,3 ± 15,3 ml/100 g/min), und betrug bei allen Patienten 58,4 ± 13,4 ml/100 g/min. Ein Verlust der „Hyperfrontalität" war in beiden Gruppen vorhanden, konnte jedoch in der IP-P-Gruppe unter L-Dopa-Behandlung weitestgehend wiederhergestellt werden (Abb. 1 und 2). Bei den HHR-P-Patienten fand sich außerdem ein enger Zusammenhang zwischen Krankheitsdauer (3,6 Jahre) und Hirndurchblutungsgröße, welcher bei der IP-P-Gruppe (mittlere Krankheitsdauer 6,8 Jahre) nicht gegeben war (Abb. 3).

Die *Computertomographiebefunde* ergaben in der HHR-P-Gruppe häufiger den Hinweis auf einen stattgehabten Infarkt im Stammganglienbereich (10/18), als dies in der IP-P-Gruppe der Fall war (2/22). Diese wiesen in der Mehrzahl (13/22) altersentsprechende Befunde auf, welche in der HHR-P-Gruppe bei einem Drittel der Patienten (6/18) zu finden waren.

Diskussion

Aus den vorliegenden Ergebnissen kann gesehen werden, daß die Gesamtdurchblutung bei den von uns untersuchten Parkinson-Patienten nur gering unter den altersentsprechenden Normalwerten lag. Diese Ergebnisse stimmen mit denen anderer Autoren (*Melamed et al.*, 1978; *Bés et al.*, 1983) überein, welche ebenfalls über einen Verlust der „Hyperfrontalität" als Ausdruck eines gestörten Stoffwechsels berichten (*Bés et al.*, 1983). Bei unserer Patientengruppe fiel auf, daß die „Hyperfrontalität" nur bei einem Teil der Patienten unter L-Dopa-Behandlung wieder auftrat.

Da eine quantitative Bestimmung des Dopamins nicht vorgenommen werden konnte, schien uns für den weiteren Vergleich der sich daraus ergebenden zwei Patientengruppen wesentlich, daß sie sich in der Ausprägung der klinischen Symptome nicht unterschieden, so daß in der weiteren Betrachtung von zwei Fixpunkten (ähnlicher Behinderungsgrad, unterschiedliches Verteilungsmuster der regionalen Hirndurchblutung nach L-Dopa) ausgegangen werden konnte. Dabei wies die Gruppe mit HHR eine Vielzahl von Befunden auf, welche dazu berechtigten, das Vorliegen eines erhöhten Risikos für eine zerebrovaskuläre Insuffizienz anzunehmen.

Vaskuläre Risikofaktoren waren bei Patienten mit HHR-P insgesamt häufiger anzutreffen als bei Patienten mit IP-P. Neben einer signifikant größeren Anzahl von Diabetikern unter den HHR-P-Patienten war besonders auch die signifikante Häufung rheologischer Störungen in dieser Gruppe auffällig. Darüberhinaus gelangten bei Patienten mit HHR-P im Computertomogramm fokale Atrophien signifikant zahlreicher zur Darstellung, womit ein Hinweis erbracht wurde, daß bei einigen dieser Patienten das erhöhte vaskuläre Risiko seinen Niederschlag bereits in zerebralen Infarkten gefunden hatte. Frühere Untersuchungen über das Vorhandensein vaskulärer Risiken bei Morbus Parkinson ließen wohl deshalb keine signifikanten Unterschiede zu einer altersmäßig vergleichbaren Kontrollgruppe erkennen, weil eine Inhomogenität in der Gruppe der Parkinson-Patienten selbst dabei nicht in Betracht gezogen wurde (*Eadie* and *Sutherland*, 1964). Eine Reduktion der globalen Gehirndurchblutung von Patienten mit Morbus Parkinson wurde bereits berichtet (*Lavy et al.*, 1979; *Bés et al.*, 1983) und fand durch unsere Untersuchungen eine Bestätigung. Die mittlere Gesamtdurchblutung der Patienten mit HHR-P war dabei als Ausdruck des bekannten Einflusses hämodynamischer und hämorheologischer Störungen auf die Gehirndurchblutung niedriger als bei Patienten mit IP-P (*Ott et al.*, 1977). Das höhere Alter der HHR-P-Patienten muß als zusätzlicher Faktor im Sinne der Abhängigkeit der Gehirndurchblutung vom Lebensalter angesehen werden.

Lavy et al. (1979) zeigten bei Patienten mit idiopathischem Parkinson keine Beziehung zwischen der Gesamtdurchblutung und der Dauer der Erkrankung. Auch für unsere Gruppe von Patienten mit IP-P war ein solcher Zusammenhang nicht gegeben. Im Gegensatz dazu fand sich bei Patienten mit HHR-P eine enge Abhängigkeit dieser Größen, und diese muß bei Berücksichtigung des vorhandenen RF-Profils als Anhaltspunkt für ein vaskulär-hämodynamisches Risiko in dieser Patientengruppe angesehen werden, da vaskuläre Risikofaktoren bekannterweise zu einer verstärkten Abnahme der zerebralen Durchblutung führen (*Shaw et al.*, 1983).

Es gibt Hinweise dafür, daß eine Behandlung mit L-Dopa und Decarboxylasehemmern die Gehirndurchblutung von Parkinson-Patienten steigert (*Bés et al.*, 1983), und mittels Positron-Emissions-Tomographie wurde eine Beziehung zwischen dem L-Dopa-Spiegel im Plasma und Änderungen des regionalen Durchblutungsmusters kortikaler Areale beobachtet (*Laenders et al.*, 1983). Worauf die Zunahme der Gehirndurchblutung bei L-Dopa-Behandlung tatsächlich beruht, ist allerdings noch ungeklärt.

Es können andererseits bisher noch nicht genügend Beweise dafür erbracht werden, daß in der HHR-P-Gruppe das erhöhte vaskulärhämodynamische Risiko als Ursache der Parkinson-Erkrankung anzusprechen ist, da sich dieses gleichzeitig mit der Erkrankung entwickelt haben kann.

Ein erhöhtes vaskulär-hämodynamisches Risiko ist aber für die Entwicklung der Parkinson-Erkrankung von Bedeutung, da sich bei Patienten mit HHR-P ein der anderen Patientengruppe vergleichbarer Schweregrad der Parkinson-Symptomatik bereits in viel kürzerer Zeit entwickelt hatte. Die in der Gruppe der HHR-P-Patienten trotz gleicher L-Dopa-Behandlung niedrigere Gesamtdurchblutung weist darauf hin, daß eine alleinige Parkinson-spezifische Behandlung für Patienten mit hohem vaskulär-hämodynamischem Risiko nicht ausreicht, sondern daß eine zusätzliche Verbesserung und Kompensation der vorhandenen hämodynamischen und hämorheologischen Störungen anzustreben ist.

Literatur

Bés, A., Guell, A., Fabre, N. et al.: Effects of dopaminergic agonists on cerebral blood flow in Parkinsonism. J. Cereb. Blood Flow Metabol. *3* (Suppl. 1), 490–491 (1983).
Bés, A., Guell, A., Fabre, N.: Hyperfrontal distribution of grey matter flow studied by 133 Xenon inhalation: Results in normal subjects, aging and dementia. In: Cerebral Vascular Disease *4 (Meyer, J. S., Lechner, H., Reivich, M., Ott, E.,* Hrsg.). Amsterdam: Excerpta Medica. 1983.
Bustany, P., Henry, J. F., De Rotrou, J. et al.: Local cerebral metabolic rate of ^{11}C-L-Methionim in early stages of dementia, schizophrenia, Parkinson's disease. J. Cereb. Blood Flow Metabol. *3* (Suppl. 1), 492–493 (1983).
Eabie, M. J., Sutherland, J. M.: Arteriosclerosis in parkinsonism. J. Neurol. Neurosurg. Psychiat. *27,* 237–240 (1964).
Lechner, H., Ott, E.: Parkinson with high haemodynamic risk. Sandoz Lectures in Gerontology. Basel: 1984.
Lechner, H., Ott, E., Fazekas, F.: Parkinson mit hohem hämodynamischem Risiko. Symposium über „Parkinson-Syndrom", 7.–9. März 1985, Wien.
Leenders, K., Wolfson, L., Gibbs, J. et al.: Regional cerebral blood flow and oxygen metabolism in Parkinson's disease and their response to L-Dopa. J. Cerb. Blood Flow Metabol. *3* (Suppl. 1), 488–489 (1983).
Melamed, E., Lauy, S., Cooper, G. et al.: Regional cerebral blood flow in parkinsonism. Measurement before and after Levodopa. J. Neurol. Sci. *38,* 391–397 (1978).

Obrist, W. D., Thompson, H. K., Wang, H. S.: Regional cerebral blood flow estimated by 133 Xenon inhalation. Stroke 2, 114—117 (1975).

Ott, E., Ladurner, G., Lechner, H.: Relationship between disturbed rheological propertion and cerebral haemodynamics in recent cerebral infarction. Prog. Biochem. Pharmacol. *13,* 349—352 (1977).

Ott, E., Fazekas, F., Marguc, K. et al.: Gehirndurchblutung bei Morbus Parkinson. In: Pathophysiologie, Klinik und Therapie des Parkinsonismus (*Gänshirt, H.,* Hrsg.). Basel: Editioner „Roche". 1983.

Shaw, T. G., Mortel, K. F., Meyer, J. S.: Four year lougitudinal prospective analyses of age related changes in cerebral blood flow measured in usual healthy volumtears and risk factored volumtears. In: Cerebral Vascular Disease 4 (*Meyer, J. S., Lechner, H., Reivich, M., Ott, E.,* Hrsg.). Amsterdam: Excerpta Medica. 1983.

Anschrift des Verfassers: Prof. Dr. *E. Ott,* Psychiatrisch-neurologische Universitätsklinik, Auenbruggerplatz 22, A-8036 Graz.

L-Dopa in drei Kontinenten

Die Levodopa-Therapie in Japan

H. Narabayashi
Vorstand der Neurologischen Abteilung
der Universität Juntendo, Hongo, Tokyo, Japan

1. Die L-Dopa-Therapie, die von der Wiener Gruppe um Prof. *Birkmayer* 1960 als Pionierarbeit entwickelt wurde, war für die Behandlung des Morbus Parkinson ein großer Fortschritt. Der vollkommen neue Gedanke bestand darin, das Neurotransmitterdefizit durch die Verabreichung der Vorstufe zu kompensieren.

Die Entwicklung der L-Dopa-Therapie und ihrer hervorragenden klinischen Wirkungen hat andererseits zu weiteren Grunduntersuchungen über die Pharmakologie der Neurotransmitter, der Neuroanatomie und der Neuropsychologie im Bereich des extrapyramidalen Systems und dessen Störungen geführt. Hier entstand wirklich ein ganz neuer Forschungsbereich, und Prof. *Birkmayer* ist als der Pionier dieser Zeit anzusehen.

Schon 1960 hat Prof. *Isamu Sano* in Japan über den niedrigen DA-Spiegel im Striatum der Parkinson-Patienten berichtet. Dies war fast zur gleichen Zeit wie die Arbeit der Wiener Gruppe, und Prof. *Sano* erprobte auch an einer kleinen Gruppe von Fällen eine Dopamin (DA)-Dopa-Therapie. Diese Beobachtungen wurden kurz in Japanisch in den Berichten des Ersten Tokioter Symposiums über Neuropathologie erwähnt (veröffentlicht in „Recent Advances in Research of the Nervous System", B. 5, S. 42–48, 1960) [8]. Diesem Bericht wurde leider keine internationale Anerkennung zuteil.

1969 fand in New York der 9. Internationale Kongreß für Neurologie statt, bei welchem als eines der Hauptthemen ein Symposium über „Parkinsonismus und L-Dopa" abgehalten wurde. Hierin kündigte sich der Beginn der Ära der pharmakologischen Behandlung an. Im Herbst 1969 und zu Anfang der siebziger Jahre wurde L-Dopa in Japan enthusiastisch aufgenommen. Während des Jahres 1970 organisierte sich das Nationale Forschungskomitee für die L-Dopa-Therapie bei Parkinsonismus, um für diese Therapie die behördliche Bewilligung zu erzielen; ich wurde zum Vorsitzenden dieses Komitees ernannt. 1971 erhielt L-Dopa die behördliche Zulassung, und 1979 wurde sie für L-Dopa plus DCI (Madopar und Sinemet) erteilt.

Wie anderswo wurde das neue Medikament für die Behandlung des Morbus Parkinson und ähnlicher Störungen eingesetzt. In den japanischen Fachzeitschriften und Kongreßberichten erschienen Hunderte von Berichten über DA, den CA-Stoffwechsel und die L-Dopa-Therapie. Nachfolgend verwenden wir den Begriff „L-Dopa-Therapie" sowohl für eine L-Dopa-Therapie allein wie auch für eine Behandlung mit L-Dopa plus DCI (Carbidopa und L-Dopa 10/100 oder Benserazid und L-Dopa 25/100).

2. Laut der Statistik der Forschungsgruppe über extrapyramidale Störungen, die staatliche Unterstützung erhält, gibt es in Japan pro 10.000 Einwohnern 50 bis 60 Parkinson-Patienten, d. h. etwa ein Drittel bis ein Viertel des Patientengutes in den westlichen Ländern. Klinische Symptomatologie, das Auftreten und der Verlauf, die Pathologie und die pharmakologischen Befunde unterscheiden sich nicht von den europäischen.

Die auffälligsten Wirkungen nach der ersten L-Dopa-Verabreichung treten hinsichtlich der Bewegungsarmut und der Muskelstarre auf und führen zur relativen Tremorbesserung. Die wichtigste Wirkung des Medikaments ist jene auf die Bewegungsarmut im weitesten Sinn. In diesem Stadium besteht die Akinesie noch hauptsächlich in einer Bewegungsverlangsamung und einem Mangel oder einer Armut an Bewegungen, welche vom Autor als erste und zweite Art der Akinesie eingestuft wurden.

Langfristige L-Dopa-Verabreichung verursacht verschiedene Probleme, die wir in zwei Arten unterteilen:

a) Der Verlauf der Krankheit: Hier geht es darum, ob die L-Dopa-Therapie dem natürlichen Fortschreiten der Krankheit Einhalt gebieten kann. Die Abb. 1 A und B wurden aus der Arbeit über die detaillierte Ergebnisanalyse bei einer langfristigen L-Dopa-Therapie [2] übernommen. Der Beobachtungszeitraum erstreckte sich über zwölf Jahre. 191 Fälle wurden durch eine Teamarbeit von 27 neurologischen Zentren im ganzen Lande untersucht. Die Medikamentenwirkung bleibt ab dem Beginn der Behandlung etwa sechs bis sieben Jahre aufrecht und beginnt dann langsam abzunehmen. Bezüglich axialer Motorsymptome konnte festgestellt werden, daß die Wirkungen auf die Muskelstarre und den Tremor auch noch nach zwölf Jahren aufrecht blieben. Haltungsmängel und Bewegungs-

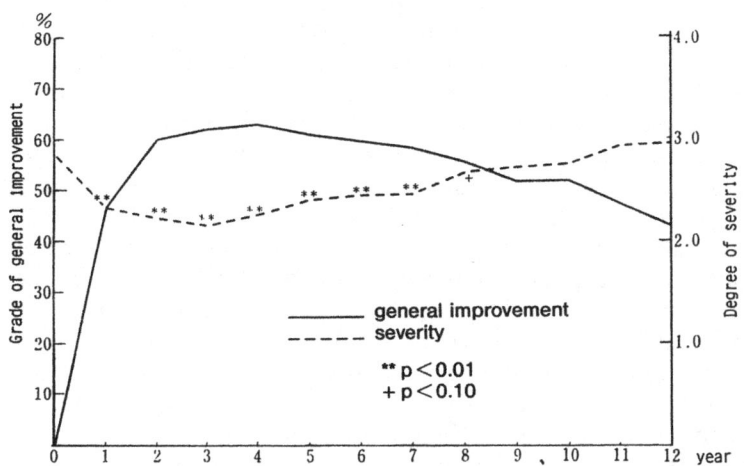

Abb. 1 A. Veränderungen der durchschnittlichen Allgemeinbesserung in %
und der Krankheitsschweregrad im therapeutischen Verlauf von 191 Fällen
auf Jahresgrundlage (Bezug auf Lit. 2)

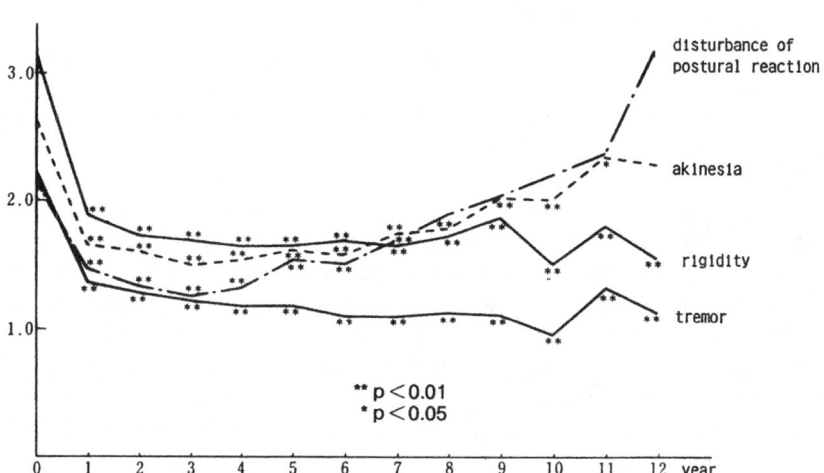

Abb. 1 B. Veränderungen des Niveaus der motorischen Hauptsymptome
während des therapeutischen Verlaufs (Bezug auf Lit. 2)

armut neigten jedoch zu gewisser Verschlechterung oder schreiten später fort.

Allgemein wird angenommen, die L-Dopa-Therapie sei nicht in der Lage, den langsamen natürlichen Fortschritt der krankhaften Degenerationserscheinungen zu hemmen. Obwohl die L-Dopa-Therapie das klinische Bild eindeutig beeinflußt oder bessert, scheint es zu einer langsam fortschreitenden Verschlechterung der täglichen Lebenstätigkeiten des Patienten zu kommen. Bei den lange andauernden Fällen kommt es — wie oben beschrieben — langfristig zu gesteigerter Bewegungsarmut im Sinne eines Verlustes der Bewegungsanfänge, der Verringerung der Haltungsreaktionen, einer Erstarrung bei fortgesetzten Bewegungen wie Gang und Sprache, zu Hypotonieneigung und Verlagerung geistiger Tätigkeiten zu depressiven Stimmungen und psychischer Asthenie. Erklärlich sind solche Veränderungen hauptsächlich als ein Ergebnis des fortschreitenden Degenerationsprozesses, doch ist zu berücksichtigen, daß solche langsam fortschreitenden Veränderungen immer mit Alterungsvorgängen des zentralen Nervensystems einhergehen.

Nagatsu und Mitarbeiter berichteten über eine wesentliche Verringerung der Enzymaktivität bei der Katecholaminsynthese (KA) bei Parkinson-Patienten [3, 4]. Hiebei erfolgen die größten Auswirkungen auf die Tyrosin-Hydroxylase (TH), jedoch auch auf die Dopamin-β-Hydroxylase (DβH) und auf die Phenol-Ethanolamin-N-Methyltransferase (PNMT). Aus diesem Befund scheint ersichtlich, daß der Parkinsonismus jeden Schritt der Katecholamin-(KA-)Biosynthese beeinträchtigt und dessen Stoffwechsel verringert. Es ist zu fragen, ob ein KA-Mangel neben dem DA-Mangel zu einigen der klinischen Symptome beiträgt, die in den späteren Krankheitsstadien verschlimmert erscheinen.

Narabayashi und Mitarbeiter haben nachgewiesen, die DβH-Aktivität im CSF bei langjährigen Parkinson-Patienten sei viel geringer als bei den relativ jungen Fällen, was darauf hinzuweisen scheint, daß im ZNS der langjährigen Fälle größere Norepinephrin-(NE-)Verluste bestehen als bei den kurzfristigen [5]. Daraus hat man gefolgert, das verringerte NE der langjährigen Fälle könne etwas mit den Erstarrungssymptomen beim Gang, bei der Sprache und in der Handschrift zu tun haben, die üblicherweise als Spätphasensymptome gelten und die nicht auf eine erhöhte L-Dopa-Verabreichung ansprechen, sondern mit einer weiteren Verschlechterung reagieren. Die Verabreichung von L-threo-3, 4-Dihydroxyphenylserin (L-threo-DOPS), dem synthetisierten NE-Vorläufer, wirkt in Richtung einer Verbesserung dieses spezifischen Motorsymptoms, was darauf hinzuweisen scheint, daß das Symptom der Erstarrung direkt oder indirekt eines der Ergebnisse eines NE-Mangels sein könnte. Zusätzlich zu den Erstarrungswirkungen ist auch eine bedeutende Besserung der Haltungsreaktionen festzustellen. Bis zu einem gewissen Grad kann auch eine Besserung der depressiven Stimmungen und der verringerten emotionellen Tätigkeit eintreten.

In einer neuen Untersuchung des landesweiten Forschungsteams über die Wirkungen von L-threo-DOPS konnte in 195 Fällen aus 29 neurologischen Zentren, inklusive 17 Fällen reiner Akinesie und fünf Fällen von Shy-Drager-Syndrom, gezeigt werden, daß bei etwa 60 Prozent der Fälle eine geringe bis bescheidene Besserung der Muskelstarre, des Tremors und der Bewegungsarmut erzielt werden konnten. Beim 8. Internationalen Symposium über Parkinsonismus in New York werden wir einen ausführlichen Bericht über die Wirkungen von L-threo-DOPS vorlegen. Die vorherrschende Meinung hält den Morbus Parkinson für eine fortschreitende Störung, die jeden Schritt der Katecholamin-Biosynthese, beginnend mit DA und dann NE, vielleicht sogar E, beeinträchtigt. Je nach dem Krankheitsstadium ist das Katecholamin-Mangelverhältnis von Fall zu Fall verschieden.

b) Nebenwirkungen: Dyskinesie und Oszillationen oder die On-off-Erscheinungen bei L-Dopa-Wirkungen im Verlauf der langfristigen L-Dopa-Behandlung führen zu weiteren Schwierigkeiten bei der Fortsetzung der Therapie. Sobald diese Symptome aufzutreten beginnen, reagiert man oft mit einer Verringerung der L-Dopa-Dosierung, der Kombinationsverabreichung einer geringen Dosis eines DA-Antagonisten, wie Tiaprid oder Dogmatyl, oder eines DA-Agonisten, wie z. B. Bromocriptin, eines postsynaptischen Stimulationsmittels [1, 7]. Beim Auftreten einer schweren und asymmetrischen Dyskinesie in den Extremitäten kann ein stereotaktischer Eingriff kontralateral zum VL-Thalamus der schwereren Seite geeignet erscheinen, die Dyskinesie auf dieser Seite vollkommen auszuschalten, und dann kann die L-Dopa-Therapie mit verringerter Dosis problemlos weitergeführt werden [6]. *Narabayashi* und Mitarbeiter konnten feststellen, daß eine durch L-Dopa verursachte Dyskinesie und Parkinsonsche Muskelstarre umgekehrt werden kann, wenn man den DA-Striatumspiegel pharmakologisch manipuliert, und daß beide durch denselben Eingriff in das Pallido-Thalamus-Projektionssystem vollkommen beseitigt werden können.

c) Die Parkinson-Forschung in Japan befaßt sich besonders mit dem juvenilen Parkinsonismus (JP).

Yokochi und *Narabayashi* haben JP vorläufig als jene Fälle eingestuft, bei denen der Eintritt der Erscheinungen vor dem 40. Lebensjahr beginnt; er umfaßt etwa 7—10 % der japanischen idiopathischen

Parkinson-Fälle [9]. Die Hauptphänomene des Krankheitsbildes sind Muskelstarre mit Zahnrad-Rhythmussymptomen und manchmal geringen Dystoniezeichen in den Füßen. Üblicherweise ist der Ruhetremor minimal, bei den Bewegungen tritt jedoch ein bescheidener Tremor auf. Im Vergleich zum idiopathischen Parkinsonismus sind diese Symptome gewöhnlich weniger zwischen links und rechts asymmetrisch. Änderungen der Geisteshaltung und autonome Ausfälle kommen kaum vor, die Verlaufsgeschwindigkeit ist viel geringer als bei den idiopathischen Fällen.

Die spezifische L-Dopa-Reaktion ist für JP kennzeichnend. Diese Fälle sprechen sehr rasch auf L-Dopa an, manchmal genügt schon eine kleine L-Dopa-Dosis zur fast vollkommenen Normalisierung, und die Wirkungen sind wesentlich eindrucksvoller als beim klassischen Parkinsonismus. Früher oder später kommt es jedoch in den JP-Fällen zu schweren Nebenwirkungen, wie Dyskinesie der Extremitäten des choreo-ballistischen Typs und den Auf-Ab-Oszillationen der L-Dopa-Einwirkung. Bei JP-Fällen sind solche Nebenwirkungen nur schwer kontrollierbar, und eine problemlose Fortsetzung der L-Dopa-Therapie wird oft unmöglich. Der Einsatz von DA-Antagonisten, DA-Agonisten oder die einseitige VL-Thalatomie wurden zur Beherrschung dieser Nebenwirkungen mit variierendem Erfolg eingesetzt. Bei zwei JP-Fällen wurde über Neuropathologie [10] berichtet, und man diskutiert derzeit darüber, ob JP als ein Subtyp des Parkinsonismus oder als ein anderer Zustand zu verstehen ist.

Abschließend kann festgestellt werden: Heute ist die L-Dopa-Therapie immer noch die grundlegende und axiale Parkinson-Behandlung, obwohl einige Nebenwirkungen sehr wohl bekannt sind. Die sorgfältige Beobachtung und Analyse der Wirkungen und Nebenwirkungen würde eine Erweiterung der Kenntnisse der dynamischen Mechanismen der extrapyramidalen Störungen und des Wesens der degenerativen Störungen ermöglichen.

Literatur

[1] *Fahn, S., Cote, L., Snider, S. R., Barrett, R. E., Isgreen, W. P.:* The role of bromocriptine in the treatment of parkinsonism. Neurology 29, 1077–1083 (1979).

[2] *Kase, M., Atarashi, J., Ando, K., Ito, K., Ohmoto, T., Kowa, H.:* Twelve years' course of Parkinson disease with levodopa treatment. Adv. Neurol. Sci. (Tokyo) 28, 681–691 (1984).

[3] *Nagatsu, T., Wakui, Y., Kato, T., Fujita, K., Kondo, T., Yokochi, F., Narabayashi, H.:* Dopamine beta-hydroxylase activity in cerebrospinal fluid of parkinsonian patients. Biomed. Res. 3, 95–98 (1982).

[4] *Nagatsu, T., Yamaguchi, T., Rahman, M. K., Trocewicz, J., Oka, K., Hirata, Y., Nagatsu, I., Narabayashi, H., Kondo, T., Iizuka, R.:* Catecholamine-related enzymes and the biopterin cofactor in Parkinson's disease and related extrapyramidal diseases. In: Advances in Neurology, Vol. 40 (*Hassler, R. G., Christ, J. F.,* Hrsg.), S. 467—473. New York: Raven Press. 1984.

[5] *Narabayashi, H., Kondo, T., Hayashi, A., Suzuki, T., Nagatsu, T.:* L-threo-3, 4-dihydroxyphenylserine treatment for akinesia and freezing of parkinsonism. Proc. Jpn. Acad. B 57, 351—354 (1981).

[6] *Narabayashi, H., Yokochi, F., Nakajima, Y.:* Levodopa-induced dyskinesia and thalamotomy. J. Neurol. Neurosurg. Psychiat. 47, 831—839 (1984).

[7] *Narabayashi, H.:* Strategy of treatment of Parkinson's disease. Deutsch. med. Wschr. (im Druck).

[8] *Sano, I.:* Biochemistry of extrapyramidal motor symptom. Recent Adv. Res. Nerv. Syst. (Tokyo) 5, 42—48 (1960).

[9] *Yokochi, M., Narabayashi, H.:* Clinical characteristics of juvenile parkinsonism. In: Research Progress in Parkinson's Disease (*Rose, F. C., Capildeo, R.,* Hrsg.), S. 35—39. Tunbridge Wells, Kent: Pitman Medical. 1981.

[10] *Yokochi, M., Narabayashi, H., Iizuka, R., Nagatsu, T.:* Juvenile parkinsonism. Some clinical, pharmacological, and neuropathological aspects. In: Advances in Neurology, Vol. 40 (*Hassler, R. G., Christ, J. P.,* Hrsg.), S. 407—413. New York: Raven Press. 1984.

Anschrift des Verfassers: Prof. Dr. *H. Narabayashi,* Department of Neurology, Juntendo University School of Medicine, 1—1, Hongo 2-chome, Bunkyo-ku, Tokyo 113, Japan.

Aspekte zur Pathogenese und Behandlung des Parkinsonismus*

M. D. Yahr

Vorstand der Abteilung für Neurologie am Mt.-Sinai-Hospital, Universität der Stadt New York, Leiter des Klinischen Zentrums für Parkinson-Forschung

Vor hundert Jahren äußerte der Vater der Neurochemie, *J. L. W. Thudichum*, eine Prophezeiung: „Es werde sich zeigen, daß die bedeutenden Gehirnerkrankungen von spezifischen Veränderungen des Neuroplasmas begleitet werden und diese derzeit verborgenen Störungen definierbar und einer präzisen Behandlung zugänglich werden" [1].

Die Parkinsonsche Krankheit hat mehr als jede andere degenerative Störung des Nervensystems am ehesten dieser Vorhersage entsprochen.

Wie vor 25 Jahren erstmals nachgewiesen werden konnte, geht als Ergebnis einer Degeneration der Substantia-nigra-Neuronen diese Störung mit einem Mangel an Striatum-Dopamin einher, und man kann diese Symptome durch eine Verabreichung von Levodopa zum Verschwinden bringen [2, 3, 4, 5].

Es ist schwer zu sagen, ob eine solche Behandlung den Genauigkeitsvorstellungen von *Thudichum* entspräche, doch meine ich, sie tue dies weitgehend und sei deswegen ein Meilenstein in der Therapie neurologischer Erkrankungen. Ein großer Teil der zugrunde liegenden Forschung, inklusive der Verwendung von Levodopa, wurde hier in Wien begonnen. Prof. *Birkmayer,* der heute von uns hier geehrt wird, war von Anfang an mit dieser Arbeit eng verbunden und hat seither dauernd wertvolle Beiträge geleistet. Für mich ist es eine besondere Ehre, heute hier anwesend sein zu können und ihn anläßlich seines 75. Geburtstages zu ehren. Ihnen, Herr Professor, alles Gute.

---

* Die in diesem Bericht genutzten Daten stammen aus Untersuchungen, die zum Teil durch Gelder aus dem NIH Grant Nr. NS-11631-8 unterstützt wurden.

Ich soll zur gegenwärtigen Levodopa-Anwendung in den USA Stellung nehmen und einiges hinsichtlich unserer Vorstellungen über die Pathogenese mitteilen.

Derzeit herrscht allgemeine Übereinstimmung darüber, daß die Parkinson-Symptome am besten durch die Verabreichung von Levodopa, verbunden mit einem Hemmer der peripheren Decarboxylase, beherrscht werden [6, 7].

In den zwei Jahrzehnten, seitdem diese Kombination zur Verfügung steht, konnten unzählige Patienten mit ihrer Hilfe gebessert werden. Sie gewährt nicht nur eine bessere Symptomkontrolle und größere Lebensqualität, sondern ermöglicht auch eine bedeutende Einschränkung der übermäßigen Sterblichkeit, die den Parkinsonismus begleitet [8].

Trotz solcher Befunde fehlt ein ausreichender Konsens hinsichtlich des besten Levodopa-Einsatzes zugunsten des Patienten. Der Zeitpunkt ist strittig, in welchem man mit der Verwendung des zugegebenermaßen besten Pharmakons beginnen sollte. Will man ungeachtet der Schwere des Leidens verstehen, warum viele bei der Verabreichung des Mittels an alle Leidenden zaudern, so muß man sich einen Überblick über die vielen Berichte über die Follow-up-Ergebnisse bei langfristiger Behandlung verschaffen [8, 9, 10]. In fast allen Berichten wird von einer als „Syndrom der langfristigen Dopa-Behandlung" bezeichneten Entwicklung gesprochen. Generell beginnen diese Phänomene im 3. bis 5. Behandlungsjahr und beeinträchtigen eine Anzahl von Parametern (Tab. 1).

Zeitmangel gestattet mir nicht, mich mit allem im Detail auseinanderzusetzen. Es mag genügen, eine ausreichende Häufigkeit festzustellen, die erlaubt, diese als die hauptbegrenzenden Faktoren für den Levodopa-Einsatz zu bezeichnen. Einige beziehen sich auf durch Levodopa nur mühsam zu beherrschende intrinsische Faktoren, die trotz der Verwendung weiter zunehmen. Andere auf eine pharmako-dynamische Wirkung aufgrund der Verabreichung von L-Dopa und dem zugrunde liegenden pathologischen Parkinson-

Tabelle 1. *L-Dopa-Wirkung bei Langzeitbehandlung*

1. Verringerte Beherrschung der Parkinson-Symptome
2. Verstärktes Auftreten involuntärer Bewegungen
3. Veränderungen der Geistestätigkeit
4. Entwicklung von Schwankungen im Tagesverlauf:
    a) wearing off
    b) On-off-Phasen
5. Gesteigerte Episoden akinetischer „Erstarrung" und „Krisen"

Substrat, welches sich mit der Zeit verändert und eine Wirksamkeitsverringerung bedingt. Trotz kürzlich eingeführter Hilfen, wie dopaminerger Rezeptor-Agonisten oder Monoamin-Oxidasehemmer, die bei der Beherrschung von Nutzen sein können, ist ihre Wirkung kaum befriedigend. Ich meine, solche Probleme werden weiter unsere Behandlungsprogramme kompliziert gestalten und dies bis zu einem solchen Zeitpunkt, in dem wir mehr über die dem Parkinsonismus zugrunde liegenden biologischen Substrate und deren Zusammenwirken mit den Pharmaka wissen.

Das Wissen um die derzeitigen Ansatzbeschränkungen bei der Parkinson-Behandlung fordert eine bessere Pathogenesedefinition und eine intensivere Suche nach den ätiologischen Faktoren. Deswegen untersucht man derzeit vorrangig die biologischen Charakteristika der relevanten Zellelemente, des Wesens ihrer morphologischen und chemischen Veränderungen, ebenso wie deren Anfälligkeiten gegenüber verschiedenen toxischen Stoffen. Untersuchungsmittelpunkt ist die Erkenntnis, die Kernpathologie des Morbus Parkinson sei eine selektive Zersetzung der Zellen der Zona compacta der Substantia nigra und des Locus caeruleus. Diese beziehe auch Neuronen ein, die Neuromelanin und Katecholamin enthalten, wobei das erstere viel Dopamin und das letztere Norepinephrin enthält. Darüber hinaus enthält jedes die in der Bildung und dem Katabolismus dieser Monoamine einbezogenen Enzyme. Hand in Hand mit der Neuronendegeneration geht die erstmals von *Lewy* beschriebene Bildung eosinophiler Einschlußkörperchen, die nun als das pathologische Krankheitszeichen erkannt wurden.

Gleich, ob die Parkinsonsche Erkrankung genetisch, toxisch oder viral bedingt ist oder auf der Alterung des Nervensystems beruht, muß bei der Ätiologie jeder Hypothese sorgfältig die Spezifität der betroffenen Zellen und der Mechanismen, die deren Funktion verändern und ihre Zerstörung bewirken, beachtet werden. Diesbezüglich möchte ich von einem pathogenetischen Mechanismus sprechen, welcher den Stoffwechsel der intrazellulären Katecholamine als Grundfaktor der Targetzellenzerstörung beim Morbus Parkinson einbezieht.

Auch beim Noradrenalin und Serotonin wird intrazelluläres Dopamin hauptsächlich in Bläschen gelagert, ist aber auch in größeren Mengen im Zellzytoplasma anzutreffen. Zytoplasmatisches Dopamin wird durch die Monoamin-Oxidase, ein Mitochondrienenzym, abgebaut. Wasserstoffsuperoxid ist ein häufig von der Bildung freier Superoxidradikale und freier Hydroxilradikale begleitetes Nebenprodukt dieses Vorgangs [11]. Solche freien Radikale sind potente Neurotoxine, welche im Normalzustand rasch von der enzy-

Tabelle 2. *Neurotoxische Faktoren bei DA-Neuronen*

Spezies des Toxins	Schutzmechanismus
Wasserstoff-Superoxid	A. Monoamin-Oxidase-Hemmer (verhindert die Bildung)
	B. Glutathion-Peroxidase/Katalase (beschleunigt die Ausscheidung)
Superoxid (O_2^-)	Superoxid-dismutase (beschleunigt die Ausscheidung)
Lipid-Peroxide	Glutathion-Peroxidase/Tokopherol (beschleunigt die Ausscheidung)
Hydroxyl-Radikal (OH˙)	(PTTU/Tokopherol) Radikalfänger

matischen Wirkung der Glutathion-Peroxidase, der Katalase und der Superoxid-Dismutase abgebaut werden (Tab. 3). Ernste Folgen für die Integrität der monoaminergen Neuronen können rasch eintreten, da dieser Vorgang die intrazellulären Aminspiegel, deren Stoffwechselgrundumsatz oder jene Enzyme, die zur Beseitigung der entstandenen freien Radikale benötigt werden, stört.

Solches ergibt sich bei 6-OHDA, einem potenten Stoff für die Zerstörung dopaminerger Neuronen [12]. Beweise existieren für die Entwicklung dieser toxischen Eigenschaften aus dessen Autooxidation und der Bildung von H_2O_2, wobei es dann zur Bildung freier Hydroxilradikale kommt (OH˙), ebenso wie zur Bildung freier Superoxidradikale (O_2^-) als Zwischenstadium.

Der Neurotoxizitätsgrad läßt sich bis zu einem gewissen Grad durch die Aufrechterhaltung des Dopaminspiegels eindämmen, wodurch die Entstehungsgeschwindigkeit des H_2O_2 verringert wird oder die Hydroxilradikale rascher beseitigt werden können. All dies weist auf eine exquisite homeostatische Beziehung zwischen einbezogenen intraneuralen Elementen und darauf hin, daß durch die Veränderung des Verhältnisses Neurotoxizität eintritt.

Von wesentlich größerem Interesse als das 6-OHDA sind die neu entdeckten toxischen Eigenschaften des Meperidin-Analogs 1-Methyl-4-Phenyl-1, 2, 3, 6-Tetrahydropyridin (MPTP) [13]. Dieser Stoff, ein unbeabsichtigtes Produkt eines Chemikers, welcher versuchte, 1-Methyl-4-Phenyl-Propion-Oxypiperiden (MPPP) herzustellen, wurde von Drogensüchtigen gespritzt und führte zur Entstehung eines Parkinsonismus. Bei einem Patienten, der zwei Jahre nach dem Auftreten der Parkinson-Symptome verstarb, konnte die neuropathologische Untersuchung die weitgehende Zerstörung der Substantia nigra nachweisen. Bei Personen, die kommerziell mit MPTP gearbeitet hatten, die es gar nicht spritzten, konnten weitere Parkinson-Fälle festgestellt werden. Dies scheint auf ein Eintreten der Wirkungen auch aufgrund von Inhalation oder über Hautabsorption hinzuweisen. Die klinischen Manifestationen dieser Patienten, inklusive ihrer Reaktion auf L-Dopa, ähneln so sehr der Parkinsonschen Krankheit, daß sie zu Überlegungen hinsichtlich der Parkinson-Verursachung durch ein dem MPTP ähnlichen Umwelttoxin führten [14].

Irgendwann im Leben eines zukünftigen Patienten nimmt man eine Teilschädigung der Substantia nigra durch ein Toxin an. Jedoch reicht diese nicht aus, um Symptome hervorzurufen. Aufgrund des natürlichen Alterungsprozesses, zusammen mit dem Verlust an Nigrazellen und Striatum-Dopamin, wie auch der Enzyme, die die toxischen Stoffwechselprodukte entgiften, kommt es später zu dem Zusammenbruch des Systems, und es treten nun die Symptome auf.

Diese Überlegungen, ebenso wie der Nachweis der MPTP-Fähigkeit, bei Tieren die Symptome, biochemischen Veränderungen und einige der kritischen morphologischen Abnormitäten des menschlichen Parkinsonismus zu verursachen, haben eine intensive Untersuchungstätigkeit ausgelöst. In unseren Labors wurden unter Dr. *G. Cohen* Untersuchungen zur Aufklärung des Mechanismus der selektiven zytotoxischen Wirkungen unternommen [15, 16].

Affen und Explantate der Rattenembryo-Substantia nigra wurden untersucht, um festzustellen, ob MAO bei der Vermittlung der neurotoxischen Wirkungen eine Rolle spielt. Zweifache Überlegungen lagen diesem Ansatz zugrunde: 1. Es könnte sich um eine Stoffwechseländerung dieses Monoamins handeln, da bei den Dopamin-Neuronen nur begrenzte toxische Wirkungen auftraten. Die Wirkung des MPTP könnte als Stoffwechseländerung in Form der Freigabe des gespeicherten Dopamins aus den Vesikeln an das Zytoplasma auftreten und könnte eine Stoffwechselbeschleunigung des Flusses des Peroxids und der Oxidradikale in einer solchen Weise hervorrufen, daß die Entgiftung durch die natürlichen Schutzmechanismen nicht mehr ausreichen würde. 2. Es haben sich mehr und mehr Unterlagen für die Annahme gefunden, MPTP müsse gar nicht das aktive Toxin sein, sondern ein geladenes Pyridiumderivat (MPP$^+$), welches aus einer Oxidation durch das Enzym Monoamin-Oxidase entsteht.

Um die möglichen Wirkungen zu untersuchen, haben wir bei Affen erforscht, welche Folgen teils nach der Verabreichung von MPTP allein, teils in Kombination mit den MAO-Hemmern Pargylin und Deprenil, auftreten. Wir erzielten folgende Ergebnisse: Die erwarteten klinischen Parkinson-Zustände traten bei jenen Affen auf, denen MPTP allein verabreicht worden war. Bei den mit Pargylin oder Deprenil vorbehandelten Tieren traten keine solche Wirkun-

Tabelle 3. *Dopamin, Homovanillinsäure und ^{3}H-Dopamin-Aufnahme in der Schwanzspitze von Macaca fasciculata*

Gruppe	Dopamin (μ/g)	HVA (μ/g)	^{3}H-Dopamin-Aufnahme (pmol/mg-Gewebe)
Kontrolle	11,4 ± 1,0	9,1 ± 0,7	0,53 ± 0,14
MPTP	0,2 ± 0,2	<0,2	0,03 ± 0,02
Pargylin + MPTP	17,9 ± 1,5	3,4 ± 0,5	0,76 ± 0,26
Deprenil + MPTP	11,4 ± 1,4	6,3 ± 3,8	0,53 ± 0,13

Die Daten sind der Durchschnitt ± S. D. (N = 3). Aus *Cohen et al.*, Eur. J. Pharmacol., 1984.

gen auf, sie blieben normal. Gleich verhielt es sich hinsichtlich der morphologischen Veränderungen: bedeutende, durch MPTP allein verursachte Nigraschädigungen; bei mit prophylaktisch mit Pargylin oder Deprenil behandelten Tieren traten keine solche Schäden auf. Biochemisch waren die Befunde jenen der morphologischen Veränderungen gleich (Tab. 3). Im Nucleus caudatus zeigten sich DA und dessen saurer Metabolit HVA wesentlich verringert, ebenso wie die Aufnahme von markiertem DA bei der Verabreichung von MPTP. Die MAO-Hemmung verhinderte das Auftreten solcher Abnormitäten.

Aufgrund dieser Befunde sind einige wichtige Überlegungen hinsichtlich der MPTP-Toxizität und ihrer Beziehung zur Pathogenese und Behandlung des Parkinsonismus anzustellen. Da sowohl Pargylin als auch Deprenil MAO-B-Hemmer sind, war es möglich, die entscheidende Rolle dieses MAO-Iso-Enzyms bei Entstehung der MPTP-Degeneration der strio-nigralen, dopaminergen Neuronenbahnen aufzuklären.

Obwohl weniger offensichtlich, ist jener biochemische Mechanismus, welcher der MAO-B-Hemmung ihre Schutzwirkung verleiht, von einiger Bedeutung. Einige Möglichkeiten wurden überlegt, auf einige wurde bereits in diesem Vortrag hingewiesen. Eine besteht in der Hemmung der Umwandlung von MPTP zu MPP+. Hiedurch verhindert man entweder die toxischen Nebenprodukte des Oxidationsprozesses oder eine Ansammlung des aktiven toxischen Faktors. Eine weitere Möglichkeit besteht in einer Freisetzung des Dopamins in das Zellzytoplasma durch MPTP oder MPP+, einem nachfolgend beschleunigten Umsatz und einer übermäßigen Ansammlung freier OH-Radikale. Eine interessante Alternative wurde zur Einbeziehung von MAO in die MPTP-Toxizität vorgeschlagen. Man meint, das Pharmakon solle nicht an die Neurotransmitterstellen, sondern an die Enzyme gebunden werden.

Bei Autoradiographien unter Verwendung von ^{3}H-MPTP und ^{3}H-Pargylin fanden sich bezogen auf die MAO-B-Stellen identische Bindestellenmuster. Medikamente wie Pargylin oder Deprenil behindern die MPTP-Toxizität, weil sie die Bindefähigkeit an solchen Stellen unterbinden. Untersuchungen unter Verwendung von Amin-Wiederaufnahmeblockern, wie z. B. Mazindol, die die Toxinaufnahme der Zelle verhindern, beweisen die Bedeutung der intrazellulären Konzentration für die Toxizität dieses Toxins [17].

Ungeachtet des postulierten Vorgangs muß festgehalten werden, daß die MPTP-Untersuchungen einen neuen Bereich in der Erforschung der Parkinsonschen Krankheit eröffnet haben. Vor der vollen Aufklärung der Wirkung dieses faszinierenden Toxins bedarf es weiterer umfangreicher Studien. Die in der Zwischenzeit zur Verfügung stehenden Daten werfen für die Kliniker kritische Fragen auf. Falls der Morbus Parkinson tatsächlich durch ein Umwelttoxin verursacht wird, möglicherweise aus der Familie der Pyridinverbindungen, dessen Wirkung durch MAO-B-Hemmer verhindert oder verringert werden kann, sollte dann ein solches Medikament nicht in die Krankheitstherapie einbezogen werden? Sogar wenn man nicht die Ansicht teilt, der Parkinsonismus könne durch ein Toxin ausgelöst werden, sondern meint, das Zerstörungskontinuum der Nigrazellen sei dem Dopaminstoffwechsel und der daraus resultierenden Produktion nicht wirksam zu entfernender toxischer Nebenprodukte anzulasten, würde die Verwendung eines Medikaments wie Deprenil doch ratsam erscheinen.

Prospektive Untersuchungen dieses Mittels sind deshalb dringlich vorzunehmen, um seine therapeutischen Wirkungen und die Fähigkeit zur Beherrschung dieser rätselhaften, chronischen neurologischen Erkrankung einschätzen zu können.

Literatur

[1] *Drobkin, D. L., Thudichum, J. L. W.:* Chemist of the brain. Philadelphia: University of Pennsylvania Press. 1958.
[2] *Birkmayer, W., Hornykiewicz, O.:* Der L-3-4-Dioxyphenylalanin-(DOPA-)Effekt bei der Parkinson-Akinese. Wien. klin. Wschr. 45, 787 (1961).
[3] *Barbeau, A.:* Biochemistry of Parkinson's disease. In: Proceedings of the Seventh International Neurological Congress, Rome Societa Grafica Romana 2, 925—927 (1961).
[4] *Cotzias, G. C., Van Woert, M. H., Schiffer, L. M.:* Aromatic Amino Acids and Modification of Parkinsonism. New Eng. J. Med. 276, 374—379 (1967).

[5] Yahr, M.D., Duvoisin, R.C., Schear, M.J., Barrett, R.E., Hoehn, M.M.: Treatment of Parkinsonism with Levodopa. Arch. Neur. *21* (1969).

[6] Yahr, M.D.: Treatment of Parkinson disease. In: Current Concepts of Parkinson Disease and Related Disorders (*Yahr, M.D.*, Hrsg.), S. 161–171. Elsevier. 1981.

[7] Yahr, M.D.: Pharmacological treatment of Parkinson's disease in early and late phases. In: Research Progress in Parkinson's Disease (*Rose, F.C., Capildeo, R.*, Hrsg.) *30*, S. 233–240. Pitman Medical. 1981.

[8] Yahr, M.D.: Evaluation of long-term therapy in Parkinson's disease: mortality and therapeutic efficacy. In: Advances in Parkinsonism, S. 435–444. Basel: Editiones Roches. 1975.

[9] Diamond, S.G., Markham, C.H., Treciokas, L.J.: Long-term experience with L-dopa: efficacy, progression and mortality. In: Advances in Parkinsonism, S. 444–455. Basel: Editiones Roches. 1975.

[10] Bauer, R.B., Stevens, C., Reveno, W.S., Rosenbaum, H.: L-dopa treatment of Parkinson's disease: A ten-year follow-up study. J. Amer. Geriat. Soc. 322–326 (1980).

[11] Cohen, G.: The Pathobiology of Parkinson's disease: biochemical aspects of dopamine neuron science. In: Neural Transm., Suppl. *19*, S. 89. Wien-New York: Springer. 1983.

[12] Cohen, G., Heikkila, R.E., Macnamee, D.: The generation of hydrogen peroxide, superoxide radical, and hydroxyl radical by 6-hydroxydopamine, dialuric acid and related cytoxic agents. J. Biol. Chem. *249*, S. 2447–2452 (1974).

[13] Langston, J.W., Ballard, P.: Chronic Parkinsonism in humans due to a product of meperidine–analog synthesis. Science *219*, S. 979–980 (1983).

[14] Barbeau, A., Roy, M., Langston, J.W.: Neurological consequence of industrial exposure to 1-methyl-4-phenyl-1, 2, 3, 6-tetrahydropyridine. (Letters to the Editor.) Lancet 1985, 747.

[15] Cohen, G., Pasik, P., Cohen, B., Leist, A., Mytilineou, C., Yahr, M.D.: Pargyline and deprenyl prevent the neurotoxicity of 1-methyl-4-phenyl-1, 2, 3, 6-tetrahydropyridine (MPTP) in monkeys. Eur. J. Pharmac. *106*, S. 209–210 (1984).

[16] Mytilineou, C., Cohen, G.: 1-methyl-4-phenyl-1, 2, 3, 6-tetrahydropyridine destroys dopamine neurons in explants of rat embryo mesencephalon. Science *225*, S. 529–531 (1984).

[17] Javitch, J.A., D'Amato, R.J., Strittmatter, S.M., Snyder, S.H.: Parkinsonism–inducing neurotoxin, N-methyl-4-phenyl-1, 2, 3, 6-tetrahydropyridine: uptake of the metabolite N-methyl-4-phenylpyridine by dopamine neurons explians selective toxicity. Proc. Natl. Acad. Sci. *82*, S. 2173–2177 (1985).

Anschrift des Verfassers: Prof. Dr. *M.D. Yahr*, Department of Neurology, Mount Sinai, School of Medicine, One Gustave L. Levy Place, New York, NY 10029, U.S.A.

Therapie des Morbus Parkinson in Argentinien

E. Herskovits

Leiter der Neurologischen Einheit, Spital Juan A. Fernandez, Cervino y Bulnes, Buenos Aires, Argentinien

Die Einführung der L-Dopa-Behandlung zur Therapie der Parkinsonschen Krankheit und des Parkinsonismus stellte einen großen therapeutischen Fortschritt dar und konnte die Rolle des Dopamins bei der Behandlung der Krankheit bestätigen.

Kurze Zeit, nachdem dieses Medikament weltweit in Verwendung genommen worden war, erschien auch 1969 in Argentinien der erste einer Serie Berichte, die auf die Vorteile dieses Mittels hinwiesen. Der Titel lautete „Enfermedad de Parkinson. Tratamiento con L-Dopa" von *E. Herskovits* und *R. Matera,* veröffentlicht in der „Prensa Médica Argentina" [1]. Die Einführung kommerziell verfügbaren L-Dopas in unserem Lande Ende 1969 führte zu dessen größerer Verwendung. In dieser Hinsicht war Argentinien damals führend unter den lateinamerikanischen Ländern. Das Patientengut wuchs, die ersten Schwierigkeiten bei der Einnahme des verabreichten L-Dopa wurden beobachtet, und man mußte feststellen, daß der Einsatz weder so einfach noch so leicht variabel war. Zu diesem Zeitpunkt erschienen einige weitere Berichte [2], und daraus ging die Notwendigkeit einer neuen Bewertungsmethode mit numerischen und objektiven Werten hervor. Diese Zielsetzung führte zur Entwicklung einer Tabelle für die Bewertung von Phänomenen und Symptomen im Jahre 1971 [3], die die Messung verschiedener Parameter: Tremor, Muskelstarre, Bewegungsarmut, Haltung, Gehverhalten, Sprechverhalten, autonome Symptome, Depression und Demenz, ermöglichte.

International konnte sich diese Bewertungstabelle jedoch nicht durchsetzen. Sie wurde nur bei uns verwendet und wurde bald durch die NUDS-Funktionsskala ergänzt.

Im Jahre 1971 fand in Buenos Aires das „Erste Südamerikanische Symposium über den gegenwärtigen Stand der Parkinson-Behandlung" statt. Sein Veranstalter war die Argentinische Gesellschaft für Psychopharmakologie [4], und es war damals eine bemerkenswerte Veranstaltung, weil an der Diskussion eine Anzahl international bekannter Persönlichkeiten teilnahm. Alle diese neuen Berichte zur Parkinson-Behandlung führten zu neuen Arbeiten im Bereich der Neurophysiologie, die das wachsende Interesse an dieser Krankheit widerspiegelten.

1972 und 1973 wurden Arbeiten über den H-Reflex bei Parkinson-Patienten und elektrophysiologische Untersuchungen veröffentlicht [5, 6, 8], die unser Wissen über neurophysiologische Störungen erweiterten.

Arbeiten über die Wirkungen peripherer Decarboxylasehemmer erregten das Interesse der Neurologen Ende 1972. Die damals üblichen hohen Dosierungen führten zu durchaus unerwünschten Nebenwirkungen, die so schwerwiegend sein konnten, daß man zum Abbruch der Behandlung gezwungen war oder die geeigneten Therapiespiegel nicht mehr erzielt werden konnten. Aus den erwähnten Gründen begann man die Suche nach anderen Mitteln, die in Zusammenwirkung mit L-Dopa in der Lage wären, mit kleineren Dosierungen auszukommen, wodurch sich folgende Vorteile erzielen ließen: a) eine bessere therapeutische Wirkung, b) eine Verringerung der durch Intoleranz verursachten Komplikationen.

Folgende Arbeitsbereiche kamen in Anwendung: der Einsatz zusammen mit Monoaminooxidasehemmern; gleichzeitige Verwendung mit Anticholinergika und Verwendung mit Amantadinhydrochlorid. Unsere Erfahrung zeigte die mangelnde Eignung der Kombinationsbehandlung zwecks Verringerung des L-Dopa-Gebrauchs. Mittels der Untersuchung anderer Möglichkeiten versuchte man die Hemmung der peripheren Decarboxylase und dadurch die Umwandlung des L-Dopa zu Dopamin außerhalb des ZNS zu verhindern. Zu diesem Zweck wurden MK 485 und Ro 4-4602 verwendet. Beide Medikamente zeigten gute Anfangsergebnisse, jedoch auch einige unerwünschte Nebenwirkungen.

Bei der Untersuchung anderer Möglichkeiten im Hemmerbereich bemühten wir uns, die Einwirkung der Dopamin-β-Hydroxylase, die die Umwandlung des Dopamins zu Noradrenalin auslöst, zu verringern. Auf diese Weise wollten wir eine größere Dopamin-Konzentration im ZNS erzielen. Wir untersuchten auch eine Substanz, die die Dopamin-β-Hydroxylase hemmt.

Innerhalb kurzer Zeit und aufgrund der großen Anzahl der untersuchten Patienten wurden eine große Anzahl klinischer Versuche durchgeführt, bei denen die neuen Vorteile der assoziativen Therapie und der neuen unerwünschten Nebenwirkungen grundlegend dargestellt werden konnten [7, 9, 10, 11, 12, 13, 14, 15, 16].

Binnen kurzer Zeit folgte die Untersuchung dopaminerger Agonisten, obwohl noch sehr verworrene Ansichten über deren Nützlichkeit herrschten, da man weder wußte, wer die geeigneten Patienten seien, noch die geeignete Dosierung oder den richtigen Zeitraum kannte. Trotzdem blieb bei uns, aber auch in Montevideo, ein unverändertes Interesse an klinischen Versuchen. Nach mehreren Jahren und nach Behandlung verschiedener Patientengruppen konnte ein Konsens hinsichtlich der durchschnittlichen Dosierung dopaminerger Agonisten, vorzugsweise in Zusammenwirkung mit L-Dopa plus Decarboxylasehemmer, erzielt werden. Noch relevantere Versuche konnten diesbezüglich während der letzten Jahre durchgeführt werden [16, 17, 18, 19, 20, 21, 22, 23].

Obwohl es stimmt, daß es in unserem Lande schwieriger ist, Grundlagenforschung durchzuführen, war es möglich, einige Beiträge zur internationalen Literatur zu leisten, die zu diesem Zeitpunkt den entsprechenden Wissensbereich erweiterten [24, 25, 26, 27, 28, 29].

Derzeit befinden sich verschiedene Arbeiten in Durchführung, insbesondere in der klinischen Forschung; in Buenos Aires in den Spitälern Gral. San Martin, J. A. Fernandez, Hospital Francés, Hospital Ramos Mejia, Hospital Italiano; in Cordoba im Neurologischen Institut des Hospital de Clínicas; in São Paulo, Brasilien, im Hospital das Clínicas. Beiträge befassen sich insbesondere mit den Krankheitsursachen, der Beherrschung der Nebenwirkungen und neuen therapeutischen Ansätzen [30, 31, 32, 33, 34, 35, 36, 37].

Wir sind der Ansicht, daß die große Bemühung und Hartnäckigkeit der südamerikanischen Neurologen einen bescheidenen Beitrag zur besseren Sicht des Parkinson-Patienten und seiner therapeutischen Möglichkeiten leisten konnte.

Literatur

[1] *Herskovits, E., Matera, R.:* Enfermedad de Parkinson. Tratamiento con L-Dopa. Prensa Médica Argentina *56*, 1974—1978 (1969).

[2] *Herskovits, E., Matera, R., Figueroa Gacitua, E.:* Tratamiento prolongado de la enfermedad de Parkinsons y Parkinsonismos con DOPA. La Semana Médica *137*, 399—402 (1970).

[3] *Herskovits, E., Figueroa Gacitua, E., Glancszpigel, R.:* Tabla de valoración de signos y síntomas para la enfermedad de Parkinson y Parkinsonismo. Medicina (Buenos Aires) *3*, 184—189 (1971).

[4] *Herskovits, E.:* Conducción del tratamiento con L-Dopa. In: Primer Simposio sobre el estado actual del tratamiento en la enfermedad de Parkinson. Sociedad Argentina de Psicofarmacología. Buenos Aires. 1971.

[5] *Herskovits, E., Matera, R., Figueroa Gacitua, E.:* Utilidad de la L-Dopa en el tratamiento de la enfermedad de Parkinson Parkinsonismo. Medicina (Buenos Aires) *1*, 10–15 (1972).

[6] *Sica, R. E., Aguilera, N., Herskovits, E.:* Impaired potentiation of H-Reflexes in patients with Parkinson's disease. Medicina (Buenos Aires) *6*, 588–591 (1972).

[7] *Herskovits, E., Figueroa Gacitua, E.:* Effect of fusaric acid in Parkinson's disease. Medicina (Buenos Aires) *33*, 51 (1973).

[8] *Herskovits, E., Aguilera, N., Poch, G.:* An electrophysiological investigation of skeletal muscle in Parkinson's disease. J. Neurol. Sci. *18*, 411–415 (1973).

[9] *Gershanik, O. S., et al.:* Our experience in the treatment of parkinsonism with the combination L-Dopa/alpha-methyldopa hydrazine. XIV Argentine Congress of Neurology, Mendoza, Argentina. 1974.

[10] *Gershanik, O. S., et al.:* Long-term experience in the treatment of parkinsonism with the combination L-Dopa/alpha-methyldopa hydrazine. Revista Neurológica Argentina *2* (1976).

[11] *Bardeci, C., Bauso Toselli, L., Gramillo, R., Becerra, P., Botinelli, R.:* Evaluación a 2 años de tratamiento con L-Dopa e inhibidores de la Decarboxilasa en el tratamiento de los Parkinsonismos. XV Argentine Congress of Neurology, Mendoza, Argentina. 1975.

[12] *Rotta Escalante, R.:* L-Dopa y combinaciones con los inhibidores de la decarboxilasa. Symposium on Parkinson's Disease. Buenos Aires, Mayo 24 de 1974. Auditorio Roche.

[13] *Insausti, T., Ferreiro, J.:* L-Dopa asociada a un inhibidor de la decarboxilasa periférica en sindromes parkinsonianos. Symposium on Parkinson's Disease. Buenos Aires, Mayo 24 de 1974, Auditorio Roche.

[14] *Gershanik, O. S., et al.:* The use of the association L-Dopa/Carbidopa in combination with anticholinergics in the treatment of Parkinsonism. XVII Argentine Congress of Neurology, Tucumán, Argentina. 1977.

[15] *Bonomi, L.:* Experience con L-Dopa asociada a benzerazida en sindromes parkinsonianos. Prensa Médica Argentina *61*, 972–975 (1974).

[16] *Castelluccio, R., Zotta, D., Rimoldi, C. A.:* Experiencia clínica con una asociación de L-Dopa y un inhibidor de la dopa-decarboxilasa, la benserazida. La Semana Médica *142*, 353–357 (1975).

[17] *Herskovits, E., Leston, J., Benjamin, U.:* Bromocriptina en terapéutica asociada en la enfermedad de Parkinson. Revista Neurológica Argentina *5*, 2–6 (1979).

[18] *Insausti, T., Ferreiro, J., Fernandez Pardal, R.:* Bromocriptina como única droga en el tratamiento del parkinsonismo. XIX Argentine Congress of Neurology, La Plata, Argentina. 1978.

[19] *Gershanik, O. S., et al.:* Bromo-ergocriptine in the treatment of Parkinsonism. XVII Argentine Congress of Neurology, Tucumán, Argentina. 1977.

[20] *Leiguarda, R., Michelli, F., Fernandez Pardal, M.:* Lisuride en Enfermedad de Parkinson. Medicina (Buenos Aires) (1985). In press.
[21] *Leiguarda, R., Fernandez Pardal, M., Michelli, F.:* Lisuride, an effective drug in selective types of bucolynguo-facial diskynesias. Neurology 32, 163—166 (1982).
[22] *Gershanik, O. S., et al.:* Lisuride, an ergoline of therapeutic value in the treatment of Parkinsonism. Revista Neurológica Argentina 8, 1—4 (1982).
[23] *Gershanik, O. S., et al.:* The role of Bromocriptine in the treatment of Parkinson's disease. La Prensa Médica Argentina 69, 725—730 (1982).
[24] *Gershanik, O. S., et al.:* The role of Serotonin neurons in the mechanism of action of L-Dopa in an animal model of Parkinsonism. Neurology 29, 553—556 (1979).
[25] *Gershanik, O. S., et al.:* Asymetric action of intraventricular monoamine neurotoxins. Brain Research 174, 345—350 (1979).
[26] *Fernandez Pardal, J., Fernandez Pardal, M.:* Dextro F Alanine as inhibitor of noradrenaline release from the isolated rat hypothalamus. Acta Neurol. Latinoamer. 25, 235—240 (1979).
[27] *Gershanik, O. S., et al.:* Effects of dopamine depletion on rotational behavior to dopamine agonists. Brain Research 261, 358—360 (1983).
[28] *Gershanik, O. S., et al.:* Behavioral correlations of dopamine receptor activation. Neurology 33, 1489—1492 (1983).
[29] *Gershanik, O. S., et al.:* Pharmacodynamic and Pharmakinetic aspects of L-Dopa. International Symposium on Extrapyramidal Disease, Buenos Aires, March 1985.
[30] *Herskovits, E., Herrera, E. N., Melcon, M., Scarlatti, A., Leston, J.:* Tratamiento en la enfermedad de Parkinson con bromocriptina en 31 pacientes de novo. Follow up: 18 meses. International Symposium on Extrapyramidal Disease. 14—16th March, 1985, Buenos Aires, Argentina.
[31] *Chouza, C., de Medina, O., Aljanati, R., Caamaño, J. L., Scaramelli, A., Romero, S., Lorenzo, J., Nin, C., Dajas, F., Nin, A., Gonzalez Panizza, A.:* Tratamiento de la enfermedad de Parkinson con Nomifensine. International Symposium on Extrapyramidal Disease, 14—16th March, 1985, Buenos Aires, Argentina.
[32] *Preuss, J. P., Gershanik, O. S.:* Estudio prospectivo von L-Deprenil en pacientes parkinsonianos. International Symposium on Extrapyramidal Disease. 14—16th March, 1985, Buenos Aires, Argentina.
[33] *Caamaño, J. L., Scaramelli, A., Aljanati, R., de Medina, O., Chouza, C.:* Nuevas formas de disquinesias inducidas por neurolépticos. International Symposium on Extrapyramidal Disease. 14—16th March, 1985, Buenos Aires, Argentina.
[34] *Fusillo, J. E., Bauso Toselli, L., Asiner Favier, D., Wong de Lee, D., Granillo, R.:* Mejoría de la disquinesia tardía con clonazepam. International Symposium on Extrapyramidal Disease. 14—16th March, 1985, Buenos Aires, Argentina.

[35] *Rotta Escalante, R.:* Uso de neurolépticos en trastornos psiquiátricos secundarios a la terapia dopaminérgica en la enfermedad de Parkinson. International Symposium on Extrapyramidal Disease. 14—16th March, 1985, Buenos Aires, Argentina.

[36] *Scaramelli, A., Chouza, C., de Medina, O., Caamaño, J. L., Aljanati, R., Romero, S., Lin, T.:* Parkinsonismo „postapoplético". International Symposium on Extrapyramidal Disease. 14—16th March, 1985, Buenos Aires, Argentina.

[37] *Flores, M., Romero, S., Lorenzo, J., Chouza, C.:* Trastornos mnésicos en la enfermedad de Parkinson. International Symposium on Extrapyramidal Disease. 14—16th March, 1985, Buenos Aires, Argentina.

Anschrift des Verfassers: Prof. Dr. *E. Herskovits,* Callao 563, primer piso „d", 1022 Buenos Aires, Argentinien.

Zukunft von L-Dopa

Therapieoptimierung mit Madopar HBS und MAO B-Hemmer

M. Da Prada, G. Zürcher und *R. Kettler*

Pharmazeutische Forschungsabteilung, F. Hoffmann-La Roche & Co. AG, Basel, Schweiz

Einführung

Prof. Birkmayers 75. Geburtstag gibt uns Gelegenheit, einige, mit neuen Methoden gemessene biochemische Daten über Pharmaka zu präsentieren, an deren Entwicklung der Jubilar maßgeblich beteiligt war: es sind dies Resultate über die Plasma- und Gehirnspiegel von DOPA und seiner Metabolite nach Gabe der Kombinationspräparate aus DOPA und den peripher wirkenden Decarboxylasehemmern Benserazid und Carbidopa. Ein Gebiet, auf dem Prof. Birkmayer ebenfalls Pionierdienste geleistet hat, ist das der Kombination von DOPA mit dem MAO B-Hemmer, der für die Parkinson-Begleit-Therapie geeignet erscheint und klinisch geprüft werden soll. Dies bildet den Abschluß.

Die chemischen Strukturen von Levodopa, Benserazid und die des neuen MAO B-Hemmers Ro 16-6491 zeigt Abb. 1. Die Kombination von 3,4-Dihydroxy-L-Phenylalanin (DOPA, Levodopa) und den peripher wirkenden Decarboxylasehemmern [DDH] Benserazid (Madopar) oder Carbidopa (Sinemet, Nacom) stellt auch heute noch die optimale Therapie der Parkinsonschen Krankheit dar. 15 Jahre Erfahrung mit dieser Kombinationstherapie lehrten aber auch, daß bei etwa 50% der Patienten während der Dauerbehandlung mit dem Auftreten von Dyskinesien, „on-off"-Phänomenen und „end of dose"-Effekten gerechnet werden muß [1—4]. Zur Verbesserung der L-Dopa-Therapie wurde nach langjährigen Versuchen bei Roche eine neue galenische Formulierung von Madopar entwickelt, die helfen soll, die starken Dopa-Konzentrationsschwankungen zu vermeiden, die bei der herkömmlichen Therapie auftreten. Ins-

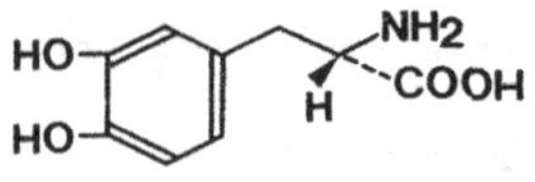

Abb. 1. Chemische Struktur von 3-, 4-Dihydroxy-L-phenylalanin (Levodopa), N^1 (DL-Seryl)-N^2-2, 3, 4-trihydroxybenzylhydrazin (Benserazid) und N-2(2-Aminoäthyl)p-chlorbenzamid (Ro 16-6491)

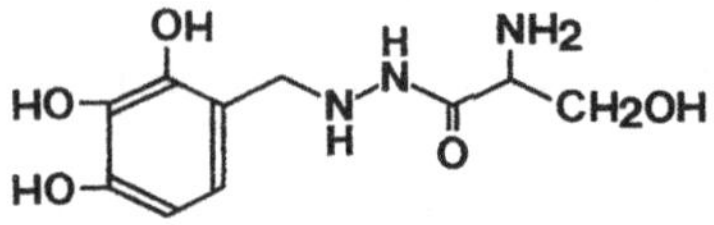

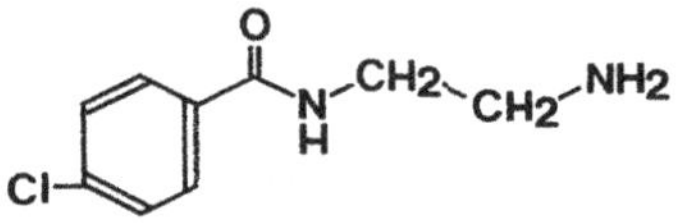

besondere wird angestrebt, sowohl den hohen initialen Dopa-Peak zu vermeiden als auch eine konstante und mäßig hohe Dopa-Konzentration im Plasma zu erreichen.

Als weiterer Weg zur Verminderung der Nebenwirkungen während der Langzeitbehandlung mit DOPA plus DDH wurde von *Birkmayer* und anderen eine Therapie unter Einschluß des irreversibel wirkenden MAO B-Hemmers L-Deprenil entwickelt [5–7]. Diese Kombination von DOPA, DDH und zusätzlich L-Deprenyl scheint als Vorteil bei der Langzeitbehandlung des M. Parkinson einen Dopa-sparenden Effekt zu haben [8]. Es wäre allerdings wünschenswert, wenn der irreversibel wirkende und Amphetamin als Metaboliten bildende MAO B-Hemmer L-Deprenil durch einen solchen ersetzt würde, der reversibel und spezifisch wirkt und keine biologisch aktiven Metabolite bildet. Ro 16-6491 ist ein neuer MAO B-Hemmer, der diese Forderungen erfüllen sollte. Im vorliegenden Beitrag werden zunächst Resultate einiger Versuche an Ratten mit der Kombination DOPA oder 3-O-Methyldopa plus Benserazid bzw. Carbidopa (beide als 4 : 1-Kombination) besprochen. An einem Probanden werden dann Madopar Standard vs Madopar HBS (Hydrodynamically Balanced System) Kapseln bezüglich der resultierenden Dopa-Plasmaspiegel verglichen.

Weiterhin wird gezeigt, daß Ro 16-6491 bei Ratten und Mäusen die Bildung von Dopamin im Gehirn nach oraler Gabe von DOPA plus Benserazid verstärkt.

Abschließend wird demonstriert, daß der neue reversible MAO B-Hemmer Ro 16-6491 bei Mäusen die Wirkung von MPTP (1-Methyl-4-phenyl-1, 2, 5, 6-tetrahydropyridin) auf die dopaminergen Neuronen im ZNS aufhebt sowie die Metabolisierung des MPTP zum quaternären MPP+ (1-Methyl-4-phenyl-pyridiniumkation) verhindert.

Konzentrationsverlauf von DOPA und seinen Metaboliten im Plasma und im Gehirn der Ratte nach oraler Gabe von DOPA allein und in Kombination mit Benserazid oder Carbidopa

Wie bereits in früheren Arbeiten gezeigt [9–11], ist Benserazid dem Carbidopa als Hemmer der peripheren Decarboxylase sowohl bei Ratten als auch am Menschen deutlich überlegen. Zur Bestätigung und Erweiterung der Befunde wurde mit Hilfe einer neuen spezifischen und selektiven analytischen Methodik (HPLC mit elektrochemischer Detektion) aus dem Gehirn und dem Plasma einer Ratte gleichzeitig DOPA, 3-O-Methyldopa (3-Methoxy-4-hydroxy-L-phenylalanin) sowie DA (Dopamin) und DOPAC (Dihydroxyphenylessigsäure) gemessen. Zum besseren Vergleich mit der klinischen Behandlung wurden die Präparate Ratten oral in einer 4 : 1-Kombination von DOPA und DDH verabreicht, wie sie in den galenischen Formen für die Humantherapie angewendet werden. Abb. 2 zeigt, daß es nach Gabe von DOPA allein (100 mg/kg p. o.) im Plasma und Gehirn der Ratte nur zu einem geringfügigen, kurzzeitigen Anstieg von DOPA im Plasma und von DOPA, DA und DOPAC im ZNS kommt. Der fehlende DOPA-Anstieg im Plasma und im Gehirn unterstreicht deutlich die Notwendigkeit einer Hemmung der peripheren Decarboxylaseaktivität. Ohne die Enzymhemmung ist die DOPA-Bioverfügbarkeit sehr gering und ungenügend, um den DA-Spiegel im ZNS zu erhöhen [9, 12, 13].

Im Gegensatz dazu führt die gleichzeitige Gabe von DOPA und Benserazid im Verhältnis 4 : 1 (DOPA 100 mg/kg plus Benserazid 25 mg/kg, beide p. o.) zu einem markanten Anstieg von DOPA im Plasma sowie von DOPA, DA und DOPAC im Gehirn (Abb. 2). Die maximalen Effekte werden ca. zwei Stunden nach Verabreichung erreicht. Bedingt durch die bekanntermaßen kurze Halbwertszeit von DOPA im Plasma (ca. 45 Minuten), sind fünf Stunden nach Gabe nur noch geringfügig erhöhte Konzentrationen von DOPA im Plasma und von DOPA, DA und DOPAC im Gehirn meßbar. Ratten, die DOPA plus Carbidopa im Verhältnis 4 : 1 erhielten (DOPA 100 mg/kg plus Carbidopa 25 mg/kg, beide p. o.), zeigen eine deutlich geringer ausgeprägte Akkumulation von DOPA im Plasma und von DOPA, DA und DOPAC im Gehirn, als nach DOPA plus Benserazid im gleichen Verhältnis (Abb. 2).

Die stärkere Hemmung der peripheren Decarboxylaseaktivität nach Benserazid zeigt sich auch im Plasmakonzentrationsverlauf von 3-O-Methyldopa in einem schnelleren Anstieg zu einem höheren Maximum (ca. fünf Stunden nach Gabe) [10].

Die längere Plasmahalbwertszeit von 3-O-Methyldopa (ca. 15 Stunden gegenüber 45 Minuten für DOPA) führt dazu, daß der

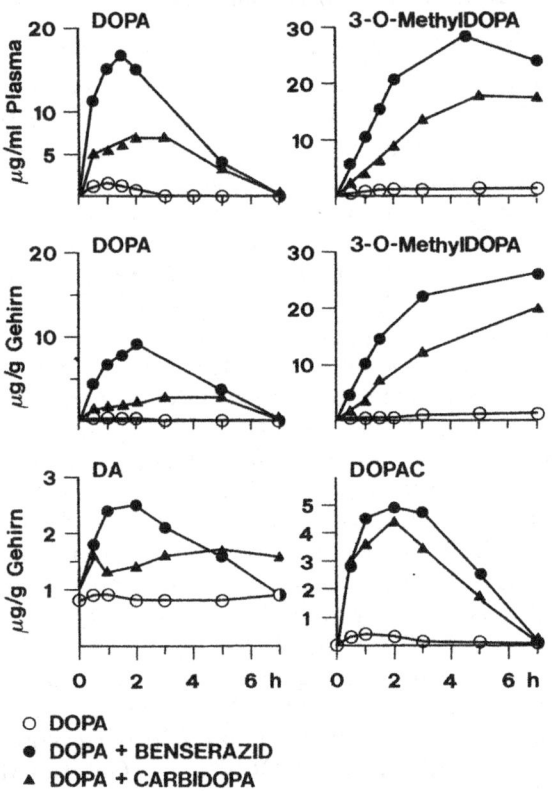

Abb. 2. Zeitkurven von DOPA und 3-O-Methyldopa im Plasma und von DOPA, 3-O-Methyldopa, DA und DOPAC im Gehirn von Ratten, behandelt mit DOPA allein (100 mg/kg p. o.), DOPA plus Benserazid (100 mg/kg plus 25 mg/kg, beide p. o.), und DOPA plus Carbidopa (100 mg/kg plus 25 mg/kg, beide p. o.). Die Werte sind Mittelwerte von je 3—5 Tieren pro Gruppe. Die Standardfehler (nicht gezeigt) betrugen 10—15 %. DOPA, 3-O-Methyldopa, DA und DOPAC wurden mittels HPLC und elektrochemischer (coulometrischer) Detektion bestimmt

3-O-Methyldopaspiegel auch sieben Stunden nach Gabe noch deutlich erhöht ist (Abb. 2).

Dieser ähnliche Konzentrationsverlauf von 3-O-Methyldopa und DOPA im Plasma und im Gehirn ist eine Folge der Tatsache, daß sowohl DOPA als auch 3-O-Methyldopa mittels des gleichen, aktiven Transportsystems, des sogenannten L-(Leucin-)Systems, durch die Blut-Hirn-Schranke transportiert werden [14]. Abb. 3 zeigt den zeitlichen Verlauf der 3-O-Methyldopaspiegel im Plasma und im Gehirn nach Gabe von 3-O-Methyldopa allein (100 mg/kg p. o.) oder 3-O-Methyldopa plus Benserazid (100 mg/kg plus 25 mg/kg, beide p. o.). Das schnelle Erreichen der nahezu gleichen maximalen Konzentration von 3-O-Methyldopa im Plasma und im Gehirn in Gegenwart oder Abwesenheit des peripheren Decarboxylasehemmers Benserazid ist sowohl eine Folge der guten Resorption der Aminosäure 3-O-Methyldopa als auch eine Folge der Tatsache, daß DOPA und 3-O-Methyldopa, wie schon erwähnt, das gleiche Transportsystem benutzen. Weiterhin wird 3-O-Methyldopa im Gegensatz zu DOPA nur unwesentlich decarboxyliert und O-desmethyliert [15-17].

Es ist anzunehmen, daß für die relativ lange Eliminationshalbwertszeit von 3-O-Methyldopa (Abb. 2 und 3) nicht nur der geringe Katabolismus (Decarboxylierung, O-Desmethylierung etc.), sondern auch die sehr langsame Ausscheidung von 3-O-Methyldopa im Urin verantwortlich ist.

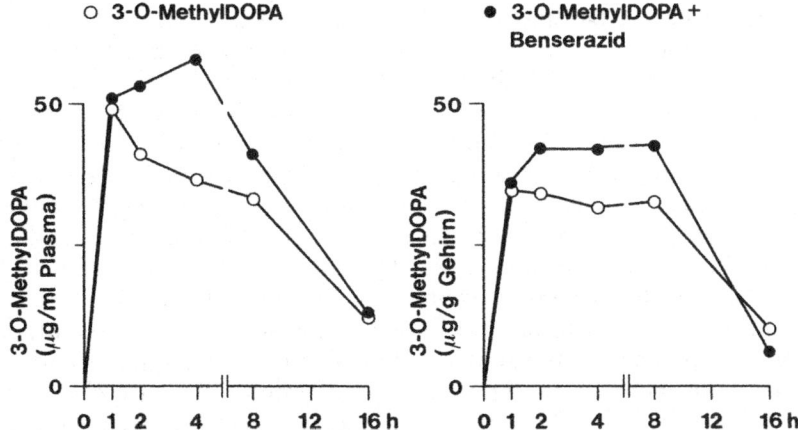

Abb. 3. Zeitkurven von 3-O-Methyldopa in Plasma und Gehirn von Ratten nach Gabe von 3-O-Methyldopa allein (100 mg/kg p. o.) oder von 3-O-Methyldopa plus Benserazid (100 mg/kg und 25 mg/kg, beide p. o.). Die Werte sind Mittelwerte von je drei Ratten pro Gruppe. Weitere Details siehe Legende zu Abb. 2

Madopar 125 Standard versus Madopar 125 HBS: zeitlicher Verlauf der DOPA-Plasmakonzentration am Menschen

Für eine optimale Parkinson-Therapie wäre eine relativ geringe, aber konstante Dopa-Konzentration im Plasma wünschenswert. Eine Verminderung des starken initialen Anstiegs und ein gleichmäßiger Verlauf der Dopa-Konzentration würde insbesondere bei Langzeitbehandlung mit DOPA und DDH von Vorteil sein, wo ca. 50 % der Patienten unter „peak-of-dose"-Dyskinesien, „on-off"-Phänomenen und „end-of-dose"-Effekten leiden [18—23]. Um diese Ziele zu erreichen, wurde in relativ langer Entwicklungszeit eine neue Madopar Kapsel (die sogenannte „floating capsule") entwickelt, die unabhängig von der Nahrungsaufnahme ca. vier bis sechs Stunden im Magen verbleibt. Während dieser Zeit erfolgt eine relativ gleichbleibende Abgabe von DOPA plus Benserazid, wie durch In-vitro-Experimente belegt werden konnte (75 % Freisetzung innerhalb von fünf bis sechs Stunden).

Da in früheren Studien gezeigt werden konnte, daß die Dopa-Absorption in den proximalen und distalen Teilen des Darms (Duodenum und Jejunum) gleich gut ist [24], darf erwartet werden, daß die neue „slow-release"-Kapsel Madopar 125 HBS geeignet ist, eine gleichmäßigere Abgabe von DOPA und Benserazid zu bewirken.

Abb. 4 zeigt den Verlauf der Dopa-Konzentrationen im Plasma eines Probanden, wie er nach Einnahme einer Kapsel Madopar 125 Standard bzw. Madopar 125 HBS erhoben wurde. Ähnliche Dopa-Plasmaspiegel wurden an sieben weiteren Probanden gemessen. Wie erwartet, bleibt nach Madopar 125 HBS der hohe initiale Dopa-Peak aus, und es kommt zu einem gleichmäßigeren Dopa-Konzentrationsverlauf im Plasma. Die Bioverfügbarkeit dieser Kapsel beträgt ca. 80 % derjenigen von Madopar 125 Standard (Abb. 4). Parkinson-Patienten verschiedener Zentren, die unter schlechter Verträglichkeit von Madopar 125 Standard litten („on-off"-Phänomene, „end-of-dose"-Effekte und „peak-of-dose"-Dyskinesien), konnten in ca. 50 % der Fälle erfolgreich mit Madopar HBS behandelt werden. Gute Behandlungserfolge wurden mit Dosen von Madopar HBS erreicht, die etwa doppelt so hoch waren wie diejenigen von Madopar Standard, aber etwas weniger häufig genommen werden mußten ([25] *Rinne, U.K.*, persönliche Mitteilung). Unserer Meinung nach könnte Madopar 125 HBS bei etwa 20—30 % aller Parkinson-Patienten eine deutliche Verbesserung des Befindens bewirken.

Eine Verbesserung der Dopa-Bioverfügbarkeit würde erreicht werden, wenn es gelänge, die Catechol-O-Methyltransferase (COMT) zu hemmen und somit die Bildung von 3-O-Methyldopa aus DOPA zu

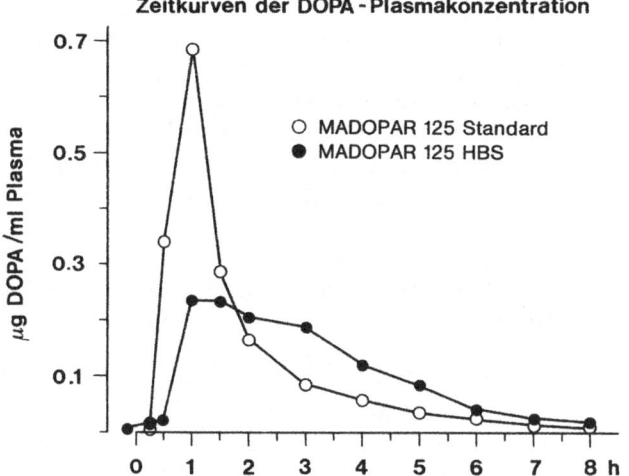

Abb. 4. Plasmaspiegel von DOPA in einem gesunden Probanden nach Madopar 125 und nach Madopar 125 HBS. Die Pharmaka wurden im Abstand von zwei Wochen gegeben. DOPA wurde wie in Abb. 2 beschrieben, bestimmt

verhindern. Die starke Akkumulation von 3-O-Methyldopa im Plasma von Parkinson-Langzeitpatienten ist möglicherweise für das Auftreten von unerwünschten Nebenwirkungen („on-off"-Phänomene) mitverantwortlich, da sowohl DOPA als auch 3-O-Methyldopa durch das gleiche, gemeinsame Transportsystem in das ZNS gelangen [14]. An Ratten konnte gezeigt werden, daß unter 3-O-Methyldopa und DOPA weniger DOPA ins Gehirn gelangt und somit im ZNS weniger DA entsteht als bei gleicher Gabe von DOPA allein [26, 27]. Eine weitere Verbesserung der Therapie mit Madopar HBS könnte durch Kombination mit einem MAO B-Hemmer erreicht werden. Hierfür sind allerdings noch klinische Studien nötig.

Wirkungen von Ro 16-6491, einem neuen, selektiven und reversiblen MAO B-Hemmer, auf den DA-Gehalt im Gehirn von Ratten und Mäusen, die mit DOPA und Benserazid behandelt wurden

Die Tatsache, daß beim Menschen DA im Striatum vorwiegend durch MAO B metabolisiert wird, hat einige Kliniker veranlaßt, DOPA mit dem irreversibel wirkenden MAO B-Hemmer L-Deprenil in der Hoffnung zu kombinieren, einen DOPA-sparenden Effekt zu erzielen [5—7] und die Weiterentwicklung des M. Parkinson zu verlangsamen [28]. Ro 16-6491, ein neuer MAO B-Hemmer (Abb. 1), der im Gegensatz zu L-Deprenil reversibel wirkt und keine amphetaminartigen Metabolite bildet [29], ist ein Kandidat für eine verbesserte Kombinationstherapie. Tab. 1 zeigt die ED_{50}-Werte für die MAO A- (5-Hydroxytryptamin, 5-HT, als Substrat) und MAO B-

Tabelle 1. *ED_{50}-Werte für die Hemmung der MAO A (5-HT) und MAO B (PEA) im Gehirn von Ratten, zwei Stunden nach oraler Gabe der MAO-Hemmer*

Pharmakon	MAO A (5-HT)	MAO B (PEA)
Ro 16-6491	>1000	5.5
L-Deprenil	> 300	15

Die MAO-Aktivität wurde radiochemisch gemessen [36]. Die ED_{50}-Werte wurden durch graphische Extrapolation der Resultate von 4—5 Dosierungen (4 Tiere pro Dosis) gewonnen. Die Substratkonzentrationen betrugen für 5-HT: 2×10^{-4} Mol/l; für PEA: 2×10^{-5} Mol/l.

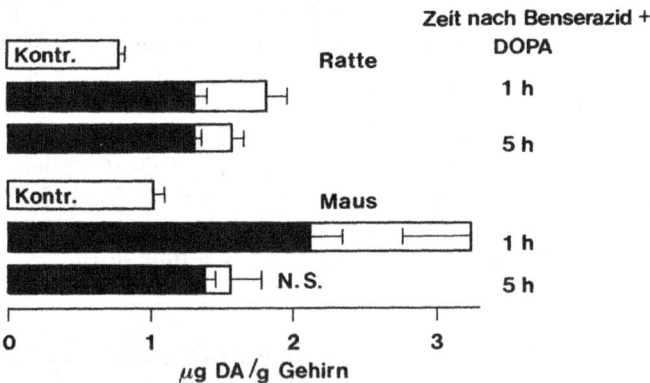

Abb. 5. Effekt von Ro 16-6491 auf die durch Benserazid plus DOPA erhöhten DA-Werte im Gehirn von Ratten und Mäusen. Die Tiere wurden eine und fünf Stunden nach Benserazid und DOPA getötet. Die Werte sind Mittelwerte ± SEM von je fünf Tieren pro Gruppe. Alle DA-Werte nach Ro 16-6491 (ausgenommen der mit N. S. bezeichnete) waren signifikant zu denen nach Benserazid und DOPA erhöht. DA wurde wie in Abb. 2 angegeben bestimmt

Hemmung (Phenylethylamin, PEA, als Substrat). Ein Vergleich dieser Werte zeigt, daß L-Deprenil von Ro 16-6491 sowohl an Stärke als auch an Selektivität übertroffen wird.

Im Gegensatz zu L-Deprenil zeigt Ro 16-6491 an Ratten auch bei hoher Dosierung keine Veränderungen des Gehalts der Monoamine und ihrer Metabolite und löst in Ratten mit unilateraler Läsion der nigrostriatalen DA-Neurone keinerlei Drehungen zur ipsilateralen Seite hin aus [3]. Obwohl nach Ro 16-6491 (10 mg/kg p. o.) der Dopamingehalt im Gehirn von Ratten und Mäusen unverändert bleibt (nicht gezeigt), vermag diese Dosis des MAO B-Hemmers, eine halbe Stunde vor DOPA und Benserazid (100 und 25 mg/kg) gegeben, die DA-Konzentration im Gehirn beider Species noch signifikant weiter zu erhöhen. Dieser Befund läßt erwarten, daß sich eine Kombination des neuen reversiblen MAO B-Hemmers Ro 16-6491 mit Madopar günstig im Sinne eines Dopa-sparenden Effekts auf die Therapie des M. Parkinson auswirken könnte.

Blockade des MPTP-Metabolismus und Aufhebung seiner neurotoxischen Wirkung im dopaminergen System der Maus durch Ro 16-6491

Seit kurzem ist bekannt, daß MAO B aus MPTP Metabolite bildet, die neurotoxisch auf das nigrostriatale System des Menschen und anderer Primaten wirken [30, 31]. Obwohl MPTP bei Mäusen zu keinerlei Verhaltensänderungen führt, die als Parkinson-Zeichen gedeutet werden können, bewirkt es eine signifikante Verminderung des DA-Gehalts im Gehirn, die durch Vorbehandlung mit L-Deprenil oder Pargylin vollständig aufgehoben werden kann [32, 33]. Auch Ro 16-6491 (10 mg/kg p. o.) ist imstande, die DA-Verminderung nach MPTP vollständig aufzuheben [34]. In einer Studie mit menschlichen Blutplättchen, welche nur den Typ B der MAO enthalten, konnten wir zeigen, daß Ro 16-6491 (1 μMol/l), die Metabolisierung von MPTP *in vitro* zu hemmen und die Entstehung des quaternären Metaboliten MPP$^+$ zu verhindern vermag [35].

Tab. 2 zeigt, daß Ro 16-6491 (3 und 10 mg/kg) im Gehirn von Mäusen die Entstehung von ^{3}H-MPP$^+$ aus ^{3}H-MPTP (50 mg/kg s.c.) weitgehend hemmt. Diese und andere Versuche haben ergeben, daß Ro 16-6491 die für MAO B-Hemmer typischen Eigenschaften besitzt, reversibel wirkt und sich durch gute Selektivität und Wirkungsstärke auszeichnet.

Tabelle 2. *Einfluß von Ro 16-6491 auf den Gehalt an ^{3}H-MPTP und ^{3}H-MPP+ im Striatum von Mäusen nach subkutaner Injektion von ^{3}H-MPTP*

Behandlung	DPM/g Striatum (%)	
	^{3}H-MPTP	^{3}H-MPP+
^{3}H-MPTP	21 682 (100)	15 141 (100)
^{3}H-MPTP eine Stunde nach Ro 16-6491 (3 mg/kg i. p.)	21 723 (100)	3 280 (22)
^{3}H-MPTP eine Stunde nach Ro 16-6491 (10 mg/kg i. p.)	15 781 (73)	4 196 (28)

Mäuse (40–50 g) erhielten subkutan MPTP, 50 mg/kg plus ^{3}H-MPTP, 10 nCi (85 Ci/nmol, Amersham) und wurden 2 Stunden nach MPTP-Injektion dekapitiert. Die Striata wurden mit Äthanol extrahiert. Der Extrakt wurde auf Kieselgel 60 chromatographiert [35]; ^{3}H-MPTP und ^{3}H-MPP+ wurden mit kaltem Material lokalisiert; die entsprechenden Flecken wurden ausgekratzt und die Radioaktivität wurde im β-Counter mit Instagel gezählt.

Schlußbemerkung

Der vorliegende Beitrag gibt einen Überblick über die bereits bekannten Wirkungen von DOPA und den peripheren Decarboxylasehemmern Benserazid und Carbidopa, ergänzt durch neue Daten, die einmal mehr bestätigen, daß Benserazid als Hemmer der peripheren Decarboxylase wesentlich potenter als Carbidopa ist [9–11]. Als Folge der schwächeren peripheren Decarboxylasehemmung nach Carbidopa fällt die Dopa-Konzentration im Plasma und Gehirn nach Carbidopa plus DOPA geringer aus als nach Benserazid plus DOPA.

Obwohl Madopar seit 15 Jahren einen großen Erfolg in der Behandlung des M. Parkinson gebracht hat, ist die Behandlung etwa der Hälfte der Langzeitpatienten wegen der auftretenden Nebenwirkungen (Dyskinesien, „on-off"-Phänomene und „end-of-dose"-Effekte) problematisch geblieben.

Zur Optimierung der Behandlung jener Patienten, die Madopar Standard nur schlecht tolerieren, wurde deshalb eine neue galenische Formulierung, Madopar HBS, entwickelt. Wie an einem Probanden gezeigt werden konnte, führt Madopar HBS zu einer über die Zeit gleichmäßig verlaufenden Erhöhung der Dopa-Konzentration im Plasma, ohne die Ausbildung eines scharfen Peaks hervorzurufen. Trotz leicht verminderter Bioverfügbarkeit führt die neue Formulierung nach Aussage verschiedener Kritiker bei etwa doppelter Dosierung, aber verminderter Einnahmehäufigkeit, zu einer Verbesserung der Therapie in etwa der Hälfte der Problemfälle. Wie wir tierexperimentell zeigen konnten, scheint der neue reversible und hochselektive MAO B-Hemmer Ro 16-6491 für eine Zusatztherapie mit Madopar im Sinne eines DOPA-sparenden Effekts sehr geeignet.

Unsere Experimente an Ratten zeigen auch, daß die Metabolisierung von MPTP zu toxischen Produkten durch Ro 16-6491 unterdrückt wird. Im Falle des Auftretens von dem MPTP-ähnlichen neurotoxischen Substanzen in der Umwelt, wäre Ro 16-6491 als untoxischer, reversibler und potenter MAO B-Hemmer vermutlich gut für eine Prophylaxe geeignet.

Darüber hinaus scheinen MAO B-Hemmer dieser neuen Klasse wegen ihrer Reversibilität, Selektivität und Stärke hervorragend zur Aufklärung allgemeiner Wirkungsmechanismen von MAO-Hemmern geeignet.

Literatur

[1] *Barbeau, A.:* L-Dopa therapy in Parkinson's disease. A critical review of nine years experience. Can. med. Ass. J. *101,* 58—89 (1969).

[2] *Birkmayer, W., Danielczyk, W., Riederer, P.:* Symptoms and side effects in the course of Parkinson's disease. J. Neural Transm., Suppl. 19, S. 185—199. Wien-New York: Springer. 1983.

[3] *Fischer, P.-A. (Hrsg.):* Parkinson-Syndrom: Kombinations- und Begleit-Therapien. Stuttgart-New York: Schattauer. 1980.

[4] *Fahn, S., Calne, D. B.:* Considerations in the management of Parkinsonism. Neurology 28, 5—7 (1978).

[5] *Birkmayer, W., Riederer, P., Ambrosi, L., Youdim, M. B. H.:* Implications of combined treatment with Madopar and L-deprenyl in Parkinson's disease. Lancet *i,* 59—63 (1977).

[6] *Birkmayer, W.:* Long-term treatment with L-deprenyl. J. Neural Transm. *43,* 239—244 (1978).

[7] *Rinne, U. K., Siirtola, T., Sonninen, V.:* L-Deprenyl treatment of on-off phenomena in Parkinson's disease. J. Neural Transm. *43,* 253—262 (1978).

[8] *Carlsson, A., Jellinger, K., Riederer, P. (Hrsg.):* Current topics in extrapyramidal disorders. J. Neural Transm., Suppl. 16. Wien-New York: Springer. 1980.

[9] *Bartholini, G., Pletscher, A.:* Decarboxylase inhibitors. Pharmac. Therap. *B 1,* 407—421 (1975).

[10] *Da Prada, M., Kettler, R., Zürcher, G.:* Decarboxylasehemmung nach Benserazid oder Carbidopa bei Ratten und Menschen: Biochemische Effekte beider Hemmer in Kombination mit Levodopa als Madopar

125 oder als Sinemet 125 im menschlichen Plasma. In: Vegetativstörungen beim Parkinson-Syndrom (*Fischer, P.-A.*, Hrsg.), S. 297–310. Basel: Editiones Roche. 1984.

[11] *Da Prada, M., Keller, H. H., Pieri, L., Kettler, R., Haefely, W. E.:* The pharmacology of Parkinson's disease: basic aspects and recent advances. Experientia *40,* 1165–1172 (1984).

[12] *Papavasiliou, P. S., Cotzias, G. C., Duby, S. E.:* Levodopa in Parkinsonism: Potentiation of central effects with a peripheral inhibitor. N. Engl. J. Med. *285,* 8–14 (1972).

[13] *Tissot, R., Eisenring, J.-J., Constantinidis, J.:* Modes of actions and optimal dosage of decarboxylase inhibitors. In: Current Concepts in the Treatment of Parkinsonism (*Yahr, M. D.*, Hrsg.), S. 123–132. New York: Raven Press. 1974.

[14] *Wade, L. A., Katzman, R.:* 3-O-Methyldopa uptake and inhibition of L-Dopa at the blood-brain barrier. Life Sci. *17,* 131–136 (1975).

[15] *Ferrini, R., Glaesser, A.: In vitro* decarboxylation of new phenylalanine derivatives. Biochem. Pharmacol. *13,* 798–801 (1964).

[16] *Bartholini, G., Kuruma, I., Pletscher, A.:* The metabolic pathways of L-3-O-Methyldopa. J. Pharmac. Exp. Ther. *183,* 65–72 (1972).

[17] *Calne, D. B., Reid, J. L., Sarosh, D. V.:* Parkinsonism treated with 3-O-Methyldopa. Clin. Pharmacol. Ther. *14,* 386–389 (1972).

[18] *Cotzias, G. C., Papavasiliou, P. S., Gelline, R.:* Modification of Parkinsonism: chronic treatment with L-Dopa. N. Engl. J. Med. *280,* 337–345 (1969).

[19] *Fahn, S.:* The "on-off" phenomenon with levodopa therapy in parkinsonism: clinical and pharmacologic correlations and the effect of intramuscular pyridoxine. Neurology (Minneap.) *24,* 431–441 (1974).

[20] *Marsden, C. D.:* "On-off" phenomena in Parkinson's disease. In: Parkinson's Disease—Current Progress. Problems and Management (*Rinne, U. K., Klingler, M., Stamm, G.*, Hrsg.), S. 241–254. Amsterdam-New York: Elsevier/North-Holland Biomedical Press. 1980.

[21] *Rinne, U. K.:* Problems associated with long-term levodopa treatment of Parkinson's disease. Acta Neurol. Scand. *68,* Suppl. 15, 19–26 (1983).

[22] *Yahr, M. D.:* Overview of present day treatment of Parkinson's disease. J. Neural Transm. *43,* 227–238 (1978).

[23] *Eriksson, T., Magnusson, T., Carlsson, A., Linde, A., Granerus, A.-K.:* "On-off" phenomen in Parkinson's disease: correlation to the concentration of DOPA in plasma. J. Neural Transm. *59,* 229–240 (1984).

[24] *Gundert-Remy, U., Hildebrandt, R., Stiehl, A., Weber, E., Zuercher, G., Da Prada, M.:* Intestinal absorption of Levodopa in man. Eur. J. Clin. Pharmacol. *25,* 69–72 (1983).

[25] *Siegfried, G., Dubuis, R.:* In: *Lataste, X., Flückiger, E.* (Hrsg.): Proceedings of the Neurological Session—1st Symposium of the European Neuroendocrine Association, March 4–7, 1984 (im Druck).

[26] *Reches, A., Fahn, S.:* O-Methyldopa interferes with striatal utilization of Levodopa. Ann. Neurol. *10,* 94–95 (1981).

[27] *Gervas, G. J., Muradas, V., Bazan, E., Agnado, E. G., Yebenes, J. G.:* Effects of 3-O-M-Dopa on monoamine metabolism in rat brain. Neurology *33*, 278—282 (1983).
[28] *Birkmayer, W., Knoll, J., Riederer, P., Youdim, M. B.:* (—)-Deprenyl leads to prolongation of L-Dopa efficacy in Parkinson's disease. Mod. Probl. Pharmacopsychiatry *19*, 170—176 (1983).
[29] *Kettler, R., Keller, H. H., Bonetti, E. P., Wyss, P. C., Da Prada, M.:* Ro 16-6491: a new highly selective and reversible MAO-B inhibitor. J. Neurochem. 10th International Meeting of the International Society for Neurochemistry (im Druck, 1985).
[30] *Burns, R. S., Chiueh, C. C., Markey, S. P., Ebert, M. N., Jacobowitz, D. M., Kopin, I. J.:* A primate model of parkinsonism: selective destruction of dopaminergic neurons in the pars compacta of the substantia nigra by 1-methyl-4-phenyl-1, 2, 3, 6-tetrahydropyridine. Proc. Natl. Acad. Sci. USA *80*, 4546—4550 (1983).
[31] *Langston, J. W., Ballard, P., Tetrud, J. W., Irwin, I.:* Chronic parkinsonism in humans due to a product of meperidine analog synthesis. Science *219*, 979—980 (1983).
[32] *Heikkila, R. E., Manzino, L., Cabbat, F. S., Duvoisin, R. C.:* Protection against the dopaminergic neurotoxicity of 1-methyl-4-phenyl-1, 2, 5, 6-tetrahydropyridine by monoamine oxidase inhibitors. Nature *311*, 467—469 (1984).
[33] *Hallman, H., Lange, J., Olson, L., Stroemberg, I., Jonsson, G.:* Neurochemical and histochemical characterization of neurotoxic effects of 1-methyl-4-phenyl-1, 2, 5, 6-tetrahydropyridine on brain catecholamine neurones in the mouse. J. Neurochem. *44*, 117—127 (1985).
[34] *Da Prada, M., Kettler, R., Bonetti, E. P., Keller, H. H., Imhof, R.:* Ro 16-6491, a new reversible and highly selective MAO-B inhibitor protects mice from the dopaminergic neurotoxicity of MPTP. Proceedings of the VIII. International Symposium on Parkinson's disease, June 9—12, 1985. New York: Raven Press. (Im Druck.)
[35] *Da Prada, M., Cesura, A. M., Kettler, R., Zuercher, G., Haefely, W. E.:* Conversion of the neurotoxic precursor 1-methyl-4-phenyl-1, 2, 5, 6-tetrahydropyridine into its pyridinium metabolite by human platelet MAO-B. Neurosci. Lett. (im Druck).
[36] *Wurtman, R. J., Axelrod, J.:* A sensitive and specific assay for the estimation of monoamine oxidase. Biochem. Pharmac. *12*, 1439—1441 (1963).

Anschrift des Verfassers: Prof. Dr. *M. Da Prada,* Pharmazeutische Forschungsabteilung, F. Hoffmann-La Roche & Co. AG, Grenzacherstraße 124, CH-4002 Basel.

Dopaminforschung heute und morgen – L-Dopa in der Zukunft

P. Riederer[1], E. Sofić[1], W. D. Rausch[2], P. Kruzik[2] und M. B. H. Youdim[3]

[1] Ludwig-Boltzmann-Institut für Klinische Neurobiologie, Arbeitsgruppe Neurochemie, Krankenhaus Lainz, Wien, Österreich
[2] Institut für Medizinische Chemie, Veterinärmedizinische Universität, Wien, Österreich
[3] Institut für Pharmakologie, Technion, Haifa, Israel

Einleitung

Dopamin (DA) wurde von *Carlsson et al.* [1] entdeckt. Der wesentliche und für die nachfolgenden Entdeckungen essentielle Versuch, Mäuse und Kaninchen durch Einwirkung von Reserpin in ihrer Bewegung zu sedieren und diesen Zustand durch Gabe von L-Dopa aufzuheben, wurde von *Carlsson et al.* [2] durchgeführt. Damit waren die grundlegenden Experimente für die Untersuchungen eines etwaigen Dopamindefizits bei der Parkinson-Krankheit (PK) getan [3]. Die Therapie der PK mit L-Dopa [4] war daher eine Bestätigung der Modulation extrapyramidal-motorischer Effekte durch DA. Vorher hatten schon *Sano et al.* [5] DA im Gehirn des Menschen regional analysiert, und *Degkwitz et al.* [6] hatten L-Dopa erstmals bei Schizophrenen angewendet. Unabhängig von der Wiener Gruppe hatten *Barbeau, Murphy* und *Sourkes* [7] als Folge verringerter DA-Ausscheidung im Harn bei PK L-Dopa angewendet und Erfolge speziell beim Tremor beschrieben, während die Wiener Gruppe besonders Akinesie und Rigor in den Vordergrund des Interesses stellten. Die Verbesserung der therapeutischen Wirkung von L-Dopa durch Einführen unspezifischer Monoaminoxidase (MAO)-Hemmer [8], des Decarboxylasehemmers Benserazid [9], der Dopa-Hochdosierung [10], dopaminerger Agonisten [11, 12], von Amantadin [13] und von selektiven MAO-Hemmern [14] geben die grundsätzlichen Strategien zur Verbesserung der Anti-Parkinson-Therapie wieder.

In dieser Arbeit soll versucht werden, den aktuellen Stand der Dopaminforschung und zukünftige Entwicklungstendenzen zu erfassen, wobei therapeutische Möglichkeiten in die konzeptionellen Betrachtungen miteinbezogen werden.

Morphologische Aspekte der Parkinson-Krankheit

Bei morphologisch intaktem Striatum ist histologisch ein schwerer Neuronenverlust in der Substantia nigra und im Locus coeruleus nachweisbar [15, 16, 17, 61]. Der perzentuelle Anteil des Neuronenverlustes in der Substantia nigra bei der PK wird mit 80% [18], 66% (lateral) und 63% (medial) [19], 66% (pigmentierte Neuronen) und 39% (nicht pigmentierte Neuronen) [20] angegeben. Beim Parkinson-Demenz-Komplex wird er mit 96% (pigmentierte Neuronen) bzw. 42% (nicht pigmentierte Neuronen) [21] beschrieben (siehe Übersicht bei [61]).

Im Locus coeruleus beträgt der durchschnittliche Neuronenverlust bei bestehendem Zellkernvolumen und nicht verändertem RNS-Gehalt gegenüber Altersgleichen 79% [18]. Nach *Takeda et al.* [21] kann die Degeneration von Locus coeruleus Neuronen mit 50% angenommen werden. Da Denervierungsüberempfindlichkeit dopaminerger postsynaptischer Rezeptoren in experimentellen Studien erst bei einem Degenerationsgrad von mindestens 90% beobachtet wird, ist dieser kompensatorische Effekt bei benigner PK fraglich. Bei malignem Verlauf sowie bei kombiniertem Parkinson-Demenz-Syndrom besteht allerdings die Möglichkeit zu supersensitiven Rezeptoren [22]. Die grundlegende Pathogenese der Denervierung ist bis heute unbekannt, und es ist nicht geklärt, ob dieser Vorgang nach dem „Alles-oder-nichts-Prinzip" oder graduell zunehmend verläuft [23]. Während der Neuronenverlust in der Substantia nigra pars compacta starke Glianeubildung bewirkt, ist die Gliose im Striatum im Verhältnis dazu äußerst gering. Nach *Forno et al.* [24] scheint die morphologische Basis von Striatum-Neuronen — mit Vesikeln und Mitochondrien — intakt zu sein. Über funktionelle Integrität können diese Befunde allerdings keine Aussage geben.

Kompensatorische kybernetische Mechanismen bei Dopamindefizit

Aufgrund histologischer Untersuchungen kann bei klinischer Manifestation der PK bereits ein Verlust von etwa zwei Drittel der Neuronen der Substantia nigra angenommen werden. Da mit großer Wahrscheinlichkeit ein bemerkenswert hoher Neuronenverlust auch schon vor dem Auftreten der charakteristischen Symptomen-Trias Akinesie, Rigor und Tremor nachzuweisen ist [25], kann man Kompensationsmechanismen postulieren, welche über lange Zeit in der Lage sind, physiologisch das DA-Defizit auszugleichen:

- *Intraneuronale* Rückkopplungsmechanismen, z. B. Steuerung der Tyrosinhydroxylaseaktivität durch konzentrationsabhängige dopaminerge Autorezeptor-Stimulation bzw. Hemmung.
- *Interneuronale* Steuerung, z. B. Beeinflussung des nigrostriären dopaminergen Tonus über cholinerge, GABA-erge und peptiderge Systeme im strio-nigralen System; hemmende oder fördernde Einflüsse noradrenerger Fasern des Locus coeruleus; hemmender, von der Raphé ausgehender, serotonerger Input etc.
- *Neuronale Sprossung* und Reinnervation.
- Eine beachtliche *Reservekapazität von Neuronen*, wobei erst ein Verlust von etwa zwei Dritteln der Dopaminneuronen in der Substantia nigra zu klinischer Manifestation der PK führt oder etwa ein Zwei-Drittel-Verlust cholinerger Nucleus-basalis-Meynert-Neuronen zur Demenz entscheidend beiträgt. Eine Reservekapazität von rund zwei Dritteln der Neuronen dürfte daher von allgemein gültiger Gesetzmäßigkeit sein und ein wichtiges Fundament langwährender Aufrechterhaltung von Verhaltensweisen darstellen. Ein Verlust von weniger als 50% cholinerger Neuronen korreliert nicht mit dem Auftreten von Demenz, und es gibt bis dato keinen Hinweis für ein klinisches Korrelat des Verlustes von serotonergen Zellkörpern der dorsalen Raphé (< 50% nach *K. Jellinger*) [61]. Der Ausfall von Neuronen scheint nach dieser Hypothese daher lange Zeit von artgleichen Neuronen funktionell durch erhöhte Aktivität ausgeglichen zu werden. Z. B. wird der physiologisch nachweisbare Neuronenverlust bei Altersvorgängen keine pathologische Folge haben.

Erhöhte Umsatzrate von DA als Ausdruck präsynaptischer kompensatorischer Überaktivität ist von *Bernheimer et al.* [16] beschrieben worden. Dabei scheint im nigro-striären System bei malignem Verlauf vorwiegend der extraneuronale Umsatz zu Homovanillinsäure (HVS) gesteigert zu sein, während der Abbau von DA zu DOPAC, als Ausdruck des intraneuronalen Metabolismus, nicht wesentlich verändert ist (Tabelle 1). Da dieser Befund auch bei einem Patienten, welcher während einer akinetischen Krise verstorben ist, nachweisbar ist, kann angenommen werden, daß in diesem Zustand DA nach Freisetzung in den synaptischen Spalt an DA-Rezeptoren physiologisch nicht mehr wirksam ist.

Intakte Neuronen binden DA zu etwa 95% in Vesikeln, während nur etwa 2—5% in freier Form intraneuronal vorliegen und von Monoaminoxidase (MAO) abgebaut werden. Bei degenerativen Prozessen besteht allerdings die Möglichkeit, daß sich dieses Verhältnis zugunsten der freien Form verschiebt. HVS könnte in degenerierenden Kompartimenten von Neuronen, ohne Freiset-

Tabelle 1. *Dopamin, DOPAC und HVS bei der Parkinson-Krankheit*

	Dopamin	DOPAC	HVS
		Daten als % der Kontrollen	
Putamen	4	10	29
S. nigra	7	2	48
Hippocampus	47	68	106
Fr. Cortex	66	38	66

Die Daten sind Mittelwerte von jeweils 3 bis 6 Gehirnregionen bei PK und 3 bis 4 Regionen bei Kontrollen; Dopamin wurde mittels coulometrischer HPLC-EC-Methode (modifiziert nach [59]) und die Metaboliten mit HPLC-EC (modifiziert nach [60]) gemessen.

	N	Alter Jahre	Ge-schlecht	post mortem Zeit (h)	Therapie	Neuro-pathologie	Diagnosen
Kontrollen	4	71 (69–76)	2 M/2 F	6,0 (3–9)	Antibiotika Kreislaufmittel	unauffällige Altersgehirne	Lungenödem, Broncho-Karzinom, Angina pectoris, Myocardschaden
M. Parkinson	6	74 (70–79)	2 M/4 F	5,5 (3–8)	komb. L-Dopa, Amantadin bis 2 Tage vor Exitus	abgeblaßte S. nigra, Lewy-Körper	PK (5); PK plus akinetischer Krise (1)

zung von DA in den synaptischen Spalt, synthetisiert werden. Mit fortschreitender Degeneration würde daher DA in immer geringerem Ausmaße postsynaptische dopaminerge D2-Rezeptoren schnell und direkt stimulieren. Therapieresistente akinetische Zustände könnten die Folge sein.

Unwillkürliche motorische Bewegungsabläufe, Vigilanz, Nahrungsaufnahme, Sexualität und andere Funktionen, welche von der Funktionsfähigkeit der verschiedenen dopaminergen Systeme [26] abhängen, werden durch kybernetische Mechanismen bis zu einem bestimmten Schwellenwert aufrechterhalten. Erst bei Unterschreiten dieses Schwellenwertes kann die intra- und interneuronale Balance dieser Systeme nur durch pharmakologische Korrektur (L-Dopa-Zufuhr, DA-Agonisten, MAO B-Hemmung, Amantadin, Anticholinergika) eine gewisse Zeit garantiert werden. Kybernetische Regelmechanismen garantieren daher die Plastizität des Gehirns und seiner Struktur sowie deren physiologische Abläufe und als Verhaltensmuster beschreibbare Ausdrucksweisen, wie Persönlichkeit, Charakter, Individualität, Motorik etc.

Progredientes Dopamindefizit (als Beispiel angeführt) wird ohne pharmakologische Korrekturen in der Folge zu Leistungsknick, Frühsymptomen und schließlich zur PK führen. Ungeklärt ist allerdings die Frage, wann die Abnahme von DA im nigro-striären System beginnt. Bestehen bis zum Zeitpunkt dieses Auslösemechanismus normale DA-Konzentration und Tyrosinhydroxylase (TH-)Aktivität oder sind DA-Konzentration und TH-Aktivität bei diesen Patienten von Geburt an unter dem Schwellenwert vergleichbarer Kontrollen?

Vulnerabilität von Substantia-nigra-Neuronen gegenüber Endo- und Exotoxinen

Als pathogenetische Ursache des DA-Defizites kann eine extreme Reduktion des synthetisierenden Enzyms, der TH, angenommen werden [27]. Bei fortgeschrittener PK sowie bei malignem Verlauf kann eine Aktivitätsverminderung von 85–100% nachgewiesen werden. Der Verlust des Kofaktors Tetrahydrobiopterin beträgt etwa 40–60% [28]. TH ist als eisenabhängiges Enzym von der funktionellen Integrität des $Fe^{2+} \longleftrightarrow Fe^{3+}$-Redoxgleichgewichtes abhängig [29]. Vorläufige Ergebnisse von *Rausch et al.* [30] zeigen bei signifikanter Reduktion der Basalaktivität von TH im N. caudatus von PK um 49% eine gegenüber Kontrollen nicht veränderte Stimulationsrate durch 1 mM Fe^{2+}. Eine Überempfindlichkeit des Enzyms bezüglich

Tabelle 2. *Gesamteisenkonzentration verschiedener Gehirnregionen des Menschen*

	Kontrollen µg/g TG		Parkinson-Krankheit µg/g TG	
N. caudatus	388 ± 93	(4)	404 ± 49	(13)
Putamen	386 ± 100	(4)	450 ± 63	(13)
Gl. pallidus	529 ± 194	(4)	461 ± 145	(12)
S. nigra oral	331 ± 105	(4)	424 ± 88	(12)
S. nigra caudal	235 ± 120	(4)	270 ± 58	(13)
N. ruber	233 ± 89	(4)	236 ± 70	(11)
Raphe + Ret. form.	78 ± 10	(4)	65 ± 9	(12)
N. amygdala	106 ± 19	(3)	162 ± 14	(12)
G. cinguli	147 ± 50	(4)	168 ± 27	(12)

Konzentration als Mittelwert ± SEM; TG = Trockengewicht; Anzahl der Regionen in Klammer.

Der Gehalt an Eisen wurde mittels Flammenphotometer (Atomabsorption bei $\lambda = 248,3$ nm und $J_{max} = 30$ mA; Hohlkathodenlampe, Füllgas Neon; Spaltbreite 0,04 mm) nach Gewebeaufschluß (Gefriertrocknung bei $-60\,°C$; 10^{-2} Torr) in ausgedämpften Gefäßen mit hochreiner 65%iger HNO_3 (1 ml) im Thermoblock bei 110 °C, Abrauchen bis zur Trocknung und Aufnahme des Rückstandes in die Meßlösung, durchgeführt.

Kontrollen: N = 4.3 W, 1 M; Alter: 73 (68—78) Jahre; Pathologie: Herzinsuffizienz (2), Lungenembolie (1), labile Hypertonie (1); post mortem Zeit: 12 (6—19) Stunden; Therapie: Antibiotica, Herz-Kreislauf-Mittel.

Parkinson-Krankheit: n = 13; 7 W, 6 M; Alter: 76 (68—82) Jahre; Pathologie: M. Parkinson (13); post mortem Zeit: 14 (4—24) Stunden; Therapie: Anticholinergica, kombinierte L-Dopa-Therapie.

Stimulationsverhalten kann daher als Ausdruck des degenerativen Geschehens angenommen werden. Der Gesamteisengehalt ist bei PK in verschiedenen Regionen des Gehirns nicht verändert (Tabelle 2). In welchem Verhältnis der Wertigkeiten Eisen dabei vorliegt, muß weiteren Untersuchungen vorbehalten bleiben.

Degenerierende Systeme sind durch Zerstörung der morphologischen Integrität charakterisiert. Dadurch besteht Möglichkeit zum Austausch von Stoffwechselprodukten, welche bei intakten Kompartimenten nicht gegeben ist. Man könnte daher als Arbeitshypothese formulieren, daß Substantia-nigra-Neuronen deswegen so empfindlich gegenüber Neurotoxinen sind, weil sie eine Reihe von besonders empfindlichen biologischen Systemen mit hoher Radikalbildungsrate bzw. starker Bindungsrate für Toxine aufweisen (Tabelle 3). Andere neuronale Systeme, z. B. serotonerge Zellkörper der Raphé oder cholinerge Neuronen des Nucleus basalis Meynert, weisen nur einige bestimmte dieser Stoffwechselmechanismen auf, so daß diese

Zellkörper eventuell unempfindlicher gegenüber der gleichen toxischen Substanz sind, als katecholaminerge Zellkörper der Substantia nigra oder des Locus coeruleus. Damit könnte ein theoretischer Bezug zur Pathogenese der TH-Reduktion, als dem augenscheinlichsten biochemischen Parameter bei PK, gegeben sein [31].

Verstärkte Synthese von Radikalen bei verminderter enzymatischer Detoxikation durch Catalase und Peroxidase im nigro-

Tabelle 3. *Biochemische Parameter, welche möglicherweise zu erhöhter Empfindlichkeit von Nervenzellen gegenüber Toxinen beitragen*

1. Hohe Aktivität an Fe^{2+}-abhängiger Tyrosinhydroxylase.
2. Hoher Gehalt an reaktionsfähigem Eisen.
3. Verminderte enzymatische Detoxikation von freien Radikalen (O_2^-, $OH^.$) und H_2O_2.
4. Reduzierter Antioxidansgehalt (z. B. Ascorbinsäure, Vitamin E).
5. Hyperoxidation (direkte Toxizität).
6. Pigmentierung, hoher Grad an Neuromelaninsynthese über Radikalmechanismen; hoher Gehalt an Katecholaminen, welche besonders zu Autoxidation neigen; biogene Amine, welche zu Autoxidation neigen.
7. MAO in Neuronen, welche als Nebenprodukt der Desaminierung H_2O_2 freisetzt; hohe Umsatzraten von biogenen Aminen.
8. Hohe Affinität von Neurotoxinen.

Tabelle 4. *Gesamtglutathion im Gehirn des Menschen*

	Kontrollen µg/g		Parkinson-Krankheit µg/g	
Putamen	128 ± 63	(3)	34 ± 14	(5)
Gl. pallidus	179 ± 77	(4)	61 ± 38	(6)
S. nigra	101 ± 48	(3)	58 ± 42	(3)
N. basalis Meynert	162 ± 69	(4)	85 ± 61	(4)
Amygdaloid n.	134 ± 15	(3)	10 ± 10	(3)
Fr. cortex	101 ± 47	(3)	16 ± 8	(6)

Mittelwerte (µg/g Feuchtgewebe) ± SEM; Anzahl der Regionen in Klammer; Glutathion wurde nach elektrochemischer Oxidation mittels HPLC-ECD (ESA-Coulochem-Detektor) gemessen.

Laufmittel: 0,015 M $o-H_3PO_4$; Säule: RP-18 Spheri-5 (100 × 4,6 mm); Fließrate: 0,5 ml/min; Detektor: $T_1 = +0,02$ V, $T_2 = 0,30$ V; Standard: Glutathion (red. Form „Sigma") 10 ng/10 µl gelöst in 0,015 M $o-H_3PO_4$; Gewebehomogenate in 0,015 M $o-H_3PO_4$.

striären System [32] scheint diese Hypothese [33] ebenso zu bestätigen, wie die Reduktion von effizienten Antioxidantien, wie z. B. Konzentration von reduziertem Glutathion [34] und Gesamtglutathion (Tabelle 4) sowie regional unterschiedlicher Tendenz zu verminderter Gesamtascorbinsäure (Tabelle 5). Es besteht daher die Möglichkeit, daß der Schutz dieser Regionen durch Antioxidantien bei langanhaltender Synthese freier Radikale nicht ausreichend ist [35]. Damit scheint dem Quotienten aus Antioxidantien und Oxidantien bzw. dem Status des Redoxgleichgewichtes eine entscheidende pathophysiologische Bedeutung zuzukommen.

Tabelle 5. *Gesamtascorbinsäure im Gehirn des Menschen*

	Kontrollen µg/g		Parkinson-Krankheit µg/g	
Putamen	317 ± 15	(3)	220 ± 50	(6)
Gl. pallidus	331 ± 45	(4)	220 ± 47	(6)
S. nigra	309 ± 47	(3)	271 ± 15	(3)
N. basalis Meynert	281 ± 57	(3)	295 ± 67	(3)
Thalamus	303 ± 12	(4)	216 ± 56	(5)
Fr. cortex	166 ± 83	(3)	168 ± 44	(6)
Amygdaloid n.	353 ± 41	(3)	88 ± 56	(4)

Mittelwerte (µg/g Feuchtgewicht) ± SEM; Anzahl der Regionen in Klammer.

Gesamtascorbinsäure wurde mittels HPLC-ECD (ESA-Coulochem-Detektor) nach elektrochemischer Oxidation gemessen (Laufmittel: 0,015 M o-H_3PO_4; Säule: RP-18 Spheri-5 (100 × 4,6 mm); Fließrate: 0,5 ml/min; Detektor: T_1 = + 0,02 V, T_2 = 0,30 V; Standard: L(+)Ascorbinsäure „Merck" 10 ng/10 µl gelöst in 0,015 M o-H_3PO_4; Gewebehomogenate in 0,015 M o-H_3PO_4.

1-Methyl-4-Phenyl-1, 2, 3, 6-Tetrahydropyridin (MPTP) und Monoamin-Oxidase: Ein Modell für die Genese der Parkinson-Krankheit

MPTP bewirkt speziell in Primaten sowie im Menschen schon in geringer Dosis Neurotoxizität, welche primär die dopaminergen Zellkörper der Substantia nigra angreift [36, 37]. Nager, mit Ausnahme bestimmter Mäusearten, reagieren generell erst bei verhältnismäßig hohen Dosierungen. Bei Mäusen degenerieren auch noradrenerge Fasersysteme [38]. MPTP selbst ist nicht neurotoxisch, während

Metaboliten wie MPDP oder MPP+ degenerative Veränderungen bewirken [39]. Der Abbau von MPTP scheint mit Kompartimenten gekoppelt zu sein, welche MAO B enthalten (Tabelle 6), da Hemmer von MAO B, nicht aber solche von MAO A, die Neurotoxizität blockieren [40, 41]. Dieser Vorgang sowie auch die Metabolisierung von MPDP und MPP+ bewirkt Radikalbildung und verstärkte Radikalutilisation. Obwohl die genaue Lokalisation von MAO B bzw. MAO A derzeit noch Gegenstand biochemischer und histochemischer Untersuchungen ist, scheint Glia beim Menschen einen hohen Anteil an MAO B zu besitzen [42, 43]. Der Glia kommt daher bei der Biosynthese von Neurotoxinen besondere Bedeutung zu. Es wird vermutet, daß erst die toxischen Abbauprodukte in Neuronen aufgenommen werden [39]. Unterstützung findet diese Annahme durch Studien mit Hemmern der Aufnahme von DA in die Neuronen. Auch diese Substanzen blockieren die neurotoxische Wirkung von MPTP [39]. Besteht nun Wahrscheinlichkeit für einen solchen oder ähnlichen Mechanismus als Auslöser der Parkinson-Krankheit?

1. Zunächst muß man festhalten, daß mit MPTP eine Substanz vorliegt, die selektiv Parkinson-Symptome erzeugt. Es ist daher eher unwahrscheinlich, daß in naher Zukunft nicht weitere organische Substanzen gefunden werden, welche ebensolche Eigenschaften besitzen. Die Frage nach dem Einfluß von „Umweltfaktoren" ist daher aktuell und überprüfenswert.
2. MAO B-Hemmer, wie l-Deprenil, Pargylin und AGN 1135 hemmen die neurotoxische Wirkung von MPTP [40]. Langzeituntersuchungen bei der PK liegen jedoch nur für l-Deprenil vor. Es konnte gezeigt werden, daß l-Deprenil (Jumex) in Kombination mit Madopar die Wahrscheinlichkeit, daß Parkinson-Kranke ein

Tabelle 6. K_m-Werte von MPTP — Tetrazoliumnitroblau-Reduktase im Vergleich zu MAO A (5-HT) und MAO B (PEA) im Gehirn von Ratten

Fraktion	K_m (μM)		
	MPTP-TNB Reduktase*)	PEA (MAO B)	5-HT (MAO A)
Microsomal	16	17	180
Mitochondrial	9	21	210

*) MPTP-TNB-Reduktase wird selektiv gehemmt durch 0,1 μM l-Deprenyl oder AGN 1135, nicht aber durch 0,1 μM Clorgylin; 5-HT = Serotonin als Substrat; PEA = Phenyläthylamin als Substrat; MPTP = 1-Methyl-4-phenyl-1, 2, 3, 6-tetrahydropyridin; TNB = Tetrazolium-nitroblau. (Aus: [58], siehe dort nähere Details.)

hohes Alter erreichen, gegenüber einer Behandlung mit Madopar allein signifikant erhöht. Die Progression der Erkrankung kann allerdings nur verzögert, nicht aber gestoppt werden [44, 45]. Diese klinischen Untersuchungen zeigen, daß es aufgrund der bestehenden Arbeitshypothesen (Radikalmechanismus, exogene Neurotoxine mit hoher Bindungsaffinität) möglich sein sollte, einen entscheidenden Einblick in die Pathogenese der PK zu erhalten. L-Deprenil wirkt daher einerseits durch Reduktion der intra- und extraneuronalen H_2O_2, $OH^{\cdot}$ und O_2^{-} Produktion und andererseits durch Hemmung des Abbaues von organischen Substanzen, welche MAO B zur Synthese von Neurotoxinen Anlaß geben.

Dopamin-induzierte postsynaptische Rezeptorantwort

Übereinstimmung besteht darin, daß bei PK die postsynaptischen dopaminergen D 2-Rezeptoren weder Verlust der Bindungszahl, noch eine Veränderung der Bindungsaffinität aufweisen (Übersicht bei [22, 46]). L-Dopa und DA-Agonisten können zu Reduktion der Bindungszahl in Abhängigkeit von Therapiedauer und Dosierung der Präparate führen. Denervierungsüberempfindlichkeit kann tierexperimentellen Befunden zufolge ab einem Degenerationsgrad von mehr als 90% nicht ausgeschlossen werden. Ein derartig schwerer Neuronenverlust in der Substantia nigra wurde bisher nur von *Takeda et al.* [21] bei kombiniertem Parkinson-Demenz-Syndrom nachgewiesen, während andere Autoren bei Morbus Parkinson einen Ausfall von 66—80% nachgewiesen haben [18, 19, 20]. Für Parkinson-Kranke, welche als Therapie DA-Agonisten bzw. L-Dopa erhalten, wird angenommen, daß eventuelle überempfindliche Rezeptoren durch diese Therapieformen auf den normalen Aktivitätsbereich herabreguliert werden. Die postsynaptische Rezeptorfunktion ist daher auch noch bei fortgeschrittener Erkrankung erhalten.

Einige Fragen sollten in Zukunft Gegenstand intensiverer Studien sein:
- Post-mortem-Studien zeigen, daß Liganden, wie z. B. Spiroperidol, auch bei akinetischen, therapieresistenten Krisen normales Bindungsverhalten aufweisen, obwohl offenbar kein physiologischer Stimulus auf ein nachgeschaltetes Effektorsystem trifft. Die Ligandenbindung allein gibt uns offenbar nur einen ungenügenden Einblick in die funktionellen Kompartimente der Rezeptor-Effektor-Kupplung.

- Können postsynaptische D 2-Rezeptoren nach Verlust des präsynaptischen Nervenendes durch „diffundierendes" DA stimuliert werden? Wenn die Antwort ja ist, in welchem Ausmaß geschieht dieser Vorgang? Gibt es dann noch Möglichkeiten effizienter Rückkopplungssteuerung? Welche funktionelle Antwort ist zu erwarten? Wirkt DA in einer solchen Situation als Neurotransmitter oder als Hormon?
- In welchem Verhältnis stehen neuronale und hormonelle Wirkung von DA im Striatum? Wird durch l-Deprenil bei Hemmung von MAO B in der Glia der hormonelle Anteil des Wirkspektrums erhöht?
- Wirkt Amantadin über Verbesserung der Fluidität von neuronalen Membranen [47, 48]? Erklärt diese Hypothese die günstige Wirkung von Amantadin bei akinetischen Krisen [49]?

Katecholamine und Immunantwort

Es ist eine bemerkenswerte Tatsache, daß Parkinson-Kranke eine weit unter der durchschnittlichen Erwartungsgrenze liegende Anfälligkeit für Karzinome haben [50, 51]. Könnten diese Beobachtungen in Zusammenhang mit der signifikanten Verminderung von Katecholaminen im Gehirn bei PK stehen? Experimentelle Untersuchungen geben Hinweise für eine Bestätigung dieser Hypothese: Es konnte z. B. gezeigt werden, daß Tiere mit hoher Immunantwort auf Injektionen von SRBC (rote Blutkörperchen von Schafen) eine bemerkenswerte Reduktion des hypothalamischen Noradrenalin (NA-)Umsatzes bei unverändertem DA-Umsatz und unveränderter NA-Umsatzrate im Kortex aufweisen. Lymphoide Organe, welche sympathisch innerviert sind, zeigen bei Ratten nach SRBC eine 40—70%ige Abnahme von NA. Ausmaß und Dauer der NA-Reduktion ist invers korreliert zur Größe der Immunantwort. Nichtlymphoide Organe, wie das Herz, zeigen diese NA-Veränderungen nicht [52].

Da noradrenerge Neuronen, welche den Hypothalamus innervieren, CRF (corticotropin-releasing factor-)produzierende Zellen hemmen, wird bei NA-Reduktion die Produktion von CRF gesteigert, über das adenohypophysäre System ACTH freigesetzt und die Konzentration von Glucocorticoid im Blut erhöht, wodurch es zu Anstieg der Immunsuppression kommt.

Diese und andere Untersuchungen zeigen Zusammenhänge zwischen Hormonen und Neurotransmittern zentralen Ursprungs und der Immunantwort mit Beeinflussung autonomer und endokriner

Funktionen auf. Umgekehrt können immunologische Signale neuronale Systeme des Gehirns beeinflussen [52].

Zukünftige Forschung wird Antwort auf folgende Fragen geben:
- Welchen Stellenwert hat DA bei Förderung oder Hemmung der Immunantwort inne?
- Hemmt „Streß" über NA-Stimulierung und -Freisetzung die Immunsuppression?
- Haben Parkinson-Kranke wegen der zentralen (eventuell auch peripheren) Reduktion von Katecholaminen einen hohen Immuntiter und ist die Anfälligkeit für Karzinome aus diesem Grunde überdurchschnittlich gering?

Periphere dopaminerge Neurotransmission?

DA wurde im peripheren (autonomen) Nervensystem lange als Vorstufe von NA ohne Eigenfunktion angesehen. Neue experimentelle Untersuchungen geben allerdings Hinweise für dopaminerg gesteuerte Regulationsmechanismen. Diese betreffen unterschiedliche Verteilung von DA und DA-Umsatz in verschiedenen Organen, Gefäßen und Nerven im Vergleich zu NA-Konzentration und -Umsatz sowie den Nachweis von spezifischen dopaminergen Rezeptorsystemen in peripheren Nerven [53] und dem Herz [54]. Pharmakologische Beeinflussung dieser Rezeptoren verändert sowohl die DA- und Homovanillinsäure (HVS-)Konzentration als auch die Rezeptoraktivität mit Auswirkung auf endokrine Mechanismen. Auf der Basis biochemischer, pharmakologischer und histochemischer Studien wurden DA-Neuronen in autonomen Ganglien (SIF-Zellen Typ 1), in Nieren von Hunden und Vorderfüßen von Kaninchen nachgewiesen (zur Übersicht siehe [55, 56]). Im Vergleich zum zentralen Nervensystem sind die DA- und DOPAC-Konzentrationen in der Peripherie niederer als jene im Striatum oder in mesolimbischen Arealen, jedoch vergleichbar und sogar höher als in anderen Gehirnregionen [56].

Medikamentöse Beeinflussung peripherer DA- und NA-Systeme durch kombinierte L-Dopa-Therapie, DA-Agonisten, MAO B-Hemmer etc. ist bei der PK wahrscheinlich und mag mit für unerwünschte Nebeneffekte verantwortlich sein (Übersicht bei [55, 57]).

Es scheint keine Frage zu sein, daß die Erforschung der peripheren katecholaminergen Systeme wesentlich zum Verständnis der Physiologie einzelner Organe beitragen und Zusammenhänge peripherer und zentraler Mechanismen aufklären wird.

L-Dopa/Dopamin in der Therapie

L-Dopa, kombiniert mit Benserazid (Madopar) oder Carbidopa (Sinemet), stellt als Anti-Parkinson-Mittel die Basistherapie dieser Erkrankung dar. L-Dopa als Präkursoraminosäure von DA supplementiert den stark reduzierten Transmitter speziell in den Basalganglien. Diese Transmitter-Substitution verbessert die intraneuronale Funktion des nigro-striatalen DA-Systems, wirkt aber auch interneuronal durch adäquatere Impulsgabe. Für die meisten Patienten mit PK verbessert diese Therapie – kombiniert mit MAO B-Hemmern, DA-Agonisten, Anticholinergika, Amantadin zur Feinabstimmung des DA-Tonus – die Lebenserwartung sowie die Lebensqualität entscheidend. Für eine kleinere Gruppe von Patienten kann die Tagesdosis weiter aufgeteilt werden, um z. B. Fluktuationen oder bestimmte Formen der Off-Symptomatik besser steuern zu können. Für akinetische Krisen hat sich neben Amantadin auch die zusätzliche Gabe von L-Dopa i. v. bewährt. Konstante Infusionen von L-Dopa über viele Stunden bzw. Tage mögen für Patienten mit schweren Off-Phasen ebenfalls günstig sein, während neue galenische Formen wie z. B. Madopar HBS noch weiterer Optimierung bedürfen.

Neben der Entwicklung neuerer galenischer Formen von L-Dopa bestehen in der nahen Zukunft auch Möglichkeiten zur Erweiterung der Indikation. Diese könnte primär in der therapeutischen Anwendung bei Alternsvorgängen mit Verlust von Antrieb und Vigilanz liegen. Präparate, welche speziell periphere DA-Systeme beeinflussen und solche, die auf Tumoren, wie z. B. Prolaktinome, und das Immunsystem günstige Wirkung entfalten, liegen ebenfalls im Bereich möglicher neuer Therapiestrategien. Dabei ist auch an die Entwicklung von L-Dopa-Analogen mit Agonisten- bzw. Antagonistenverhalten zu denken.

Die Anwendung von DA zur Verbesserung der Nierenfunktion bei spezifischen internistischen Fragestellungen soll ebenfalls nicht unerwähnt bleiben.

Weiterhin wäre zu überlegen, ob eventuell Kombinationen von L-Dopa mit Antioxidantien wie Ascorbinsäure und Vitamin-E zu einer verbesserten Entsorgung von biosynthetisierten Hydroxil- und Superoxidradikalen beitragen.

Diese konzeptartig vorgetragenen Gedanken über dopaminerge Systeme sollten die daraus resultierenden Möglichkeiten, wie sie sich derzeit aufgrund biochemischer und pharmakologischer Studien ergeben, darstellen. Den Beginn und den Verlauf der Entwicklung therapeutischer Strategien zur Verbesserung des dopaminergen Tonus hat der Jubilar Walther Birkmayer entscheidend mitgestaltet. Diese konzeptionelle Basis befruchtet auch heute noch Forschungsaufgaben und Forschungsziele der Zukunft.

Literatur

[1] *Carlsson, A., Lindquist, M., Magnusson, T.:* 3,4-Dihydroxyphenylalanine and 5-hydroxytryptophan as reserpine antagonists. Nature (Lond.) *180,* 1200 (1957).

[2] *Carlsson, A., Lindquist, M., Magnusson, T., Waldeck, B.:* On the presence of 3-hydroxytyramine in brain. Science *127,* 471 (1958).

[3] *Ehringer, H., Hornykiewicz, O.:* Verteilung von Noradrenalin und Dopamin (3-Hydroxytyramin) im Gehirn des Menschen und ihr Verhalten bei Erkrankungen des extrapyramidalen Systems. Klin. Wschr. *38,* 1236–1239 (1960).

[4] *Birkmayer, W., Hornykiewicz, O.:* Der L-Dioxyphenylalanin (L-Dopa-)Effekt bei der Parkinson-Akinese. Wien. klin. Wschr. *73,* 787–788 (1961).

[5] *Sano, I., Gamo, T., Kakimoto, Y., Taniguchi, K., Takesada, M., Nishinuma, K.:* Distribution of catechol compounds in human brain. Biochim. Biophys. Acta *32,* 586–587 (1959).

[6] *Degkwitz, R., Frowein, R., Kulenkampff, C., Mohs, U.:* Über die Wirkungen des L-Dopa beim Menschen und deren Beeinflussung durch Reserpin, Chlorpromazin, Ipromiazid und Vitamin B_6. Klin. Wschr. *38,* 120–123 (1960).

[7] *Barbeau, A., Murphy, C. F., Sourkes, T. L.:* Excretion of dopamine in diseases of basal ganglia. Science *133,* 1706 (1961).

[8] *Birkmayer, W., Hornykiewicz, O.:* Der L-Dioxyphenylalanin-(=L-Dopa-)Effekt beim Parkinson-Syndrom des Menschen: Zur Pathogenese und Behandlung der Parkinson-Akinese. Arch. Psychiat. Z. f. d. Ges. Neurol. *203,* 560–574 (1962).

[9] *Birkmayer, W., Mentasti, M.:* Weitere experimentelle Untersuchungen über den Catecholaminstoffwechsel bei extrapyramidalen Erkrankungen. Arch. Psychiat. Nervenkr. *210,* 29–35 (1967).

[10] *Cotzias, G. C., van Woert, M. H., Schiffer, L. M.:* Aromatic amino acids and modifications of parkinsonism. New Engl. J. Med. *276,* 374–379 (1967).

[11] *Corrodi, J., Fuxe, K., Hökfelt, T., Sidbrink, P., Ungerstedt, U.:* Effect of ergot drugs on central catecholamine neurons. Evidence for a stimulation of central dopamine neurons. J. Pharm. Pharmacol. *25,* 409–412 (1975).

[12] *Calne, D. B., Teychenne, P. F., Leigh, P. N., Bamji, A. N., Greenacre, J. K.:* Treatment of Parkinsonism with bromocriptine. Lancet *ii,* 1355–1356 (1974).

[13] *Schwab, R. S., England, A. C., Poskanzer, D. C., Young, R. R.:* Amantadine in the treatment of Parkinson's disease. J. Amer. Med. Assoc. *208,* 1168 (1969).

[14] *Birkmayer, W., Riederer, P., Youdim, M. B. H., Linauer, W.:* The potentiation of the anti-akinetic effect after L-Dopa treatment by an inhibitor of MAO B, Deprenyl. J. Neural Transm. 36, 303–326 (1975).
[15] *Hassler, R.:* Zur Pathologie der Paralysis agitans und des postenzephalitischen Parkinsonismus. J. Psych. d. Neurol. 48, 387–476 (1938).
[16] *Bernheimer, H., Birkmayer, W., Hornykiewicz, O., Jellinger, K., Seitelberger, F.:* Brain dopamine and the syndromes of Parkinson and Huntington. J. Neurol. Sci. 20, 415–455 (1973).
[17] *Jellinger, K., Riederer, P.:* Dementia in Parkinson's disease and (pre-)senile dementia of Alzheimer type: morphological aspects and changes in the intracerebral MAO activity. In: Advances in Neurology, Vol. 40 (*Hassler, R., Christ, J. F.,* Hrsg.), S. 199–210. Raven Press. 1983.
[18] *Mann, D. M. A., Yates, P. O.:* Pathological basis for neurotransmitter changes in Parkinson's disease. Neuropathol. Appl. Neurobiol. 9, 3–19 (1983).
[19] *Bogerts, B., Häntsch, J., Herzer, M.:* A morphometric study of the dopamine-containing cell groups in the mesencephalon of normals, Parkinson patients and schizophrenics. Biol. Psych. 18, 951–969 (1983).
[20] *Pakkenberg, H., Brody, H.:* The number of nerve cells in the substantia nigra in paralysis agitans. Acta Neuropathol. 4, 320–324 (1965).
[21] *Takeda, S., Ohama, E., Izumo, S., et al.:* Substantia nigra and locus coeruleus in Parkinson-dementia complex of Guam and OPCA. In: Abstr. IX. Int. Congr. Neuropathol., Wien, Österreich (*Seitelberger, F., Lassmann, H., Jellinger, K.,* Hrsg.), S. 115. Wiener Med. Akad. 1982.
[22] *Birkmayer, W., Riederer, P.:* Die Parkinson-Krankheit, 2. Aufl. Wien-New York: Springer. 1985.
[23] *Riederer, P., Jellinger, K., Seemann, D.:* Monoamine Oxidase and Parkinsonism. In: Monoamine Oxidase and Disease (*Tipton, K. F., Dostert, P., Strolin-Benedetti, M.,* Hrsg.), S. 403–415. London: Academic Press. 1984.
[24] *Forno, L. S.:* Pathology of Parkinson's disease. In: Neurology, Vol. 2: Movement Disorders (*Marsden, C. D., Fahn, S.,* Hrsg.), S. 25–40. Butterworth. 1982.
[25] *Riederer, P., Wuketich, S.:* Time course of nigro striatal degeneration in Parkinson's disease. J. Neural Transm. 38, 277–301 (1976).
[26] *Moore, R. Y.:* Catecholamine neuron systems in brain. Ann. Neurol. 12, 321–327 (1982).
[27] *Lloyd, K. G., Davidson, L., Hornykiewicz, O.:* The neurochemistry of Parkinson's disease: effect of L-Dopa therapy. J. Pharmacol. Exp. Ther. 195, 453–464 (1975).
[28] *Nagatsu, T., Namaguchi, T., Kato, T., Sugimoto, T., Matsuura, S., Akino, M., Nagatsu, I., Iizuka, R., Narabayashi, H.:* Biopterin in human brain and urine from controls and parkinsonian patients: application of a new radioimmuno assay. Clin. Chim. Acta 109, 305–311 (1981).
[29] *Kaufman, S.:* Mixed function oxygenases—general considerations. In: Structure and Function of Monoamine Enzymes (*Usdin, E., Weiner, N., Youdim, M. B. H.,* Hrsg.), S. 3–22. New York: Marcel Dekker. 1977.

[30] *Rausch, W.-D., Hirata, Y., Nagatsu, T., Riederer, P., Jellinger, K.:* Phosphorylating conditions and iron influencing tyrosine hydroxylase of Parkinsonian and control brains. In Vorbereitung (1985).
[31] *Riederer, P.:* Pathophysiologische Mechanismen der Parkinson-Krankheit., In: Das Parkinson-Syndrom. Klinik, Neuropathophysiologie, Therapie — Klinische Schwerpunkte (*Schnaberth, G., Auff, E.,* Hrsg.), Editiones Roche. 1985 (in Druck).
[32] *Ambani, L. M., van Woert, M. H., Murphy, S.:* Brain peroxidase and catalase in Parkinson's disease. Arch. Neurol. *32,* 114—118 (1975).
[33] *Cohen, G.:* The pathobiology of Parkinson's disease: Biochemical aspects of dopamine neuron senescence. J. Neural Transm., Suppl. 19, S. 89—103. Wien-New York: Springer. 1983.
[34] *Perry, T. L., Godin, D. V., Hansen, S.:* Parkinson's disease: a disorder due to nigral glutathion deficiency? Neurosci. Lett. *33,* 305—310 (1982).
[35] *Moldéus, P., Nordenskjöld, M., Bolcsfoldi, G., Eicke, R., Haglund, U., Lambert, B.:* Genetic toxicity of dopamine. Mutation Res. *124,* 9—24 (1983).
[36] *Davis, G. C., Williams, A. C., Markey, S. P., Ebert, M. H., Caine, E. D., Reichert, C. M., Kopin, I. J.:* Chronic parkinsonism secondary to intravenous injection of meperidine analogues. Psychiat. Res. *1,* 249—254 (1979).
[37] *Langston, J. W.:* MPTP and Parkinson's disease. Trends in Neurochem. Sci. Feb., 79—83 (1985).
[38] *Hallman, H., Lange, J., Olson, L., Strömberg, I., Jonsson, G.:* Neurochemical and histochemical characterization of neurotoxic effects of 1-methyl-4-phenyl-1, 2, 3, 6-tetrahydropyridine on brain catecholamine neurones in the mouse. J. Neurochem. *44,* 117—127 (1985).
[39] *Javitch, J. A., D'Amato, R. J., Strittmacher, S. M., Snyder, S. H.:* Parkinsonism-inducing neurotoxin, N-methyl-4-phenyl-1, 2, 3, 6-tetrahydropyridine: uptake of the metabolite N-methyl-4-phenylpyridine by dopamine neurons explains selective toxicity. Proc. Natl. Acad. Sci. (USA) *82,* 2173—2177 (1985).
[40] *Heikkila, R. E., Manzino, L., Cabbat, F. C., Duvoisin, R. C.:* Protection against the dopaminergic neurotoxicity of 1-methyl-4-phenyl-1, 2, 3, 6-tetrahydropyridine by monoamine oxidase inhibitors. Nature (Lond.) *311,* 467—469 (1984).
[41] *Burns, R. A., Chieuh, C. C., Markey, S. P., Ebert, M. H., Jacobowitz, D. M., Kopin, I. J.:* A primate model of parkinsonism: selective destruction of dopaminergic neurons in the pars compacta of the substantia nigra by N-methyl-4-phenyl-1, 2, 3, 6-tetrahydropyridine. Proc. Natl. Acad. Sci. (USA) *80,* 4546—4550.
[42] *Oreland, L., Arai, Y., Stenström, A., Fowler, C. J.:* Monoamine oxidase activity and localization in the brain and the activity in relation to psychiatric disorders. Mod. Probl. Pharmacopsychiat. *19,* 246—254 (1983).
[43] *Riederer, P., Jellinger, K.:* Morphological and biochemical changes in the aging brain: pathophysiological and possible therapeutic consequen-

ces. In: The Aging Brain (*Hoyer, S.,* Hrsg.) (Exp. Brain Res. Suppl. 5), S. 158—166. Berlin-Heidelberg-New York: Springer. 1982.
[44] *Birkmayer, W., Knoll, J., Riederer, P., Youdim, M. B. H.:* L-Deprenyl leads to prolongation of L-dopa efficacy in Parkinson's disease. In: Mod. Probl. Pharmacopsychiat. Vol. 19, 170—177 (1983).
[45] *Birkmayer, W., Knoll, J., Riederer, P., Youdim, M. B. H., Hars, V., Marton, J.:* Increased life expectancy resulting from addition of L-deprenyl to Madopar treatment in Parkinson's disease: a longterm study. J. Neural Transm. 64, 113—127. 1985.
[46] *Birkmayer, W., Riederer, P.:* Parkinson's Disease. Wien-New York: Springer. 1983.
[47] *Heron, D. S., Shinitzky, M., Hershkowitz, M., Samuel, D.:* Lipid fluidity markedly modulates the binding of serotonin to mouse brain membranes. Proc. natl. Acad. Sci. (USA) 77, 7463—7467 (1970).
[48] *Wesemann, W.:* Aspekte zum Wirkmechanismus von Amantadinen. In: Amantadin-Workshop (*Danielczyk, W., Wesemann, W.,* Hrsg.), S. 15—23. Edition Materia Medica. 1984.
[49] *Danielczyk, W.:* Die Behandlung von akinetischen Krisen. Med. Welt (N. F.) 24, 1278 (1973).
[50] *Marmot, M. G.:* Mortality and Parkinson's disease (*Clifford, F., Rose, R., Capildeo, R.,* Hrsg.), S. 9—16. Tunbridge, Wells: Pitman Medical. 1981.
[51] *Balzereit, F., Graf, B.:* Die Bedeutung interner Erkrankungen für die Behandlung des Parkinson-Syndroms. In: Langzeitbehandlung des Parkinson-Syndroms (*Fischer, P.-A.,* Hrsg.), S. 135—147. Stuttgart-New York: Schattauer. 1978.
[52] *Besedovsky, H. O., Del Rey, A. E., Sorkin, E.:* What do the immune system and the brain know about each other? Immunol. Today 4, 342—346 (1983).
[53] *Lacković, A., Relja, M.:* Evidence for a widely distributed peripheral dopaminergic system. Fed. Proc. 42, 3000—3004 (1983).
[54] *Goldberg, L. I., Volkmann, P. H., Kohli, J. D.:* A comparison of the vascular dopamine receptor with other dopamine receptors. Ann. Rev. Pharmacol. Toxicol. 18, 57—79 (1978).
[55] *Riederer, P.:* Das vegetative Nervensystem bei der Parkinson-Krankheit: Neurochemische Aspekte. In: Vegetativstörungen beim Parkinson-Syndrom (*Fischer, P.-A.,* Hrsg.), S. 63—73. Basel: Editiones Roche. 1984.
[56] *Favre, R., De Haut, M., Dalmaz, Y., Perquignot, J. M., Peyrin, L.:* Peripheral distribution of norepinephrine, dopamine and dopamine metabolites in rat. J. Neural Transm. (in Druck, 1985).
[57] *Seemann, D., Danielczyk, W., Ogris, E., Jellinger, K., Riederer, P.:* Dopaminergic agonists—effects on multiple receptor sites in Parkinson's disease. In: Recent Research in Neurology (*Callaghan, N., Galvin, R.,* Hrsg.), S. 49—60. Bath: Pitman Press. 1984.
[58] *Youdim, M. B. H., Finberg, J. P. M., Riederer, P., Heikkila, R. E.:* Monoamine oxidase type B inhibitors in human and animal parkinsonisms. In: Basic and Therapeutic Strategies in Alzheimer's and other Age

related Neuropsychiatric Disorders (*Fisher, A.*, Hrsg.). New York: Plenum Press. 1985 (im Druck).

[59] *Felice, L. J., Felice, J. D., Kissinger, P. T.:* Determination of catecholamines in rat brain parts by reversed-phase ion pair liquid chromatography. J. Neurochem. *31*, 1461 (1978).

[60] *Sperk, G.:* Simultaneous determinations of serotonin, 5-HIAA, DOPAC and HVA by HPLC with ECD. J. Neurochem. *38*, 840—843 (1982).

[61] *Jellinger, K.:* The Pathology of Parkinson's Disease. In: Movement Disorders II (*Fahn, S., Marsden, C. D.*, Hrsg.). London: Butterworth. 1985 (im Druck).

Anschrift des Verfassers: Prof. Dr. *P. Riederer*, Arbeitsgruppe Neurochemie, Ludwig-Boltzmann-Institut für Klinische Neurobiologie, Krankenhaus der Stadt Wien-Lainz, Wolkersbergenstraße, A-1130 Wien.

Madopar — Ratio und Fortuna, wie ich es erlebte

W. Birkmayer

Präsident der Österr. Parkinson-Gesellschaft, neurologischer Konsiliarius im Evangelischen Krankenhaus, Wien, Österreich

Wichtige Stationen in meinem Leben

Die Zeit ist eine göttliche Gabe, die wir bei unserer Geburt zugeteilt erhalten. Sie ist ein Kapital, das wir bis an unser Lebensende verzehren. Daß Sie — verehrte Freunde — mir einen Teil Ihrer Lebenszeit geopfert haben und zu meinem 75. Geburtstag nach Wien gekommen sind, bereitet mir eine große Freude und ist eine große Ehre. Ich bin Ihnen aufrichtig dankbar.

Die Verwirklichung dieses Treffens ist durch das einmalige Engagement der F. Hoffmann-La Roche & Co. AG bzw. vor allem durch Herrn Gen.-Dir. Razumovsky und seine Mitarbeiter — im besonderen Frau Helga Umek — zustande gekommen.

Wenn ich die Kapazität meiner Person zur Roche in Relation setze, kann ich nur etwa die Größenordnung zwischen einer Amöbe und dem lieben Gott als Vergleich heranziehen. Ich könnte mir aber schon vorstellen, daß der liebe Gott wohlgefällig lächelt, wenn er sieht, daß die Amöbe, von seiner Sonne stimuliert, ihre Pseudopodien ausstreckt.

Nun — wichtige Stationen in meinem Leben:
Das Leben schlechthin ist einer Sinuskurve vergleichbar. Am sinnvollsten repräsentiert durch die Systole und Diastole unseres Pulses. Die Systole bringt einen Effekt, die Diastole ist nicht effizient, und doch ist sie notwendig. Über systolische und diastolische Phasen in meinem Leben kann ich mich wirklich nicht beklagen. Die Fluktuationen waren bei mir die Regel und nicht die Ausnahme.

Im letzten Krieg war ich als Truppenarzt einer Vorausabteilung in Rußland. In einem Obstgarten war ich gerade bei der Versorgung

Verwundeter tätig, als plötzlich eine Granate so unmittelbar neben mir einschlug, daß es mich zu Boden riß. Da ich im toten Winkel war, erlitt ich nur eine banale Verletzung, während um mich herum vier tote Kameraden lagen. Jeder normale Mensch hätte gesagt: „Das war aber ein Glück!" Ich jedoch sagte mir: „Die Vorsehung hat vermutlich noch einiges vor mit dir!" Es fing schon an! Ich wurde nach Wien versetzt und sollte als Chefarzt ein Speziallazarett für Hirnverletzte aufbauen. Das war meine erste selbständige Arbeit. In der Stunde Null begann ich, diagnostische Möglichkeiten, Verhalten, Defekte der Hirnverletzten zu untersuchen und vor allem den Leistungsrest festzustellen. Sprachunterricht, Heilgymnastik, handwerkliche Arbeiten, Berufsumschulung sollten in unbegrenzter Zeit das Optimum an Lebensbewährung erreichen. Ein Bestreben, das heute selbstverständlich als „Rehabilitation" praktiziert wird. Damals war das ein neues Werk.

Ich hatte dabei das große Glück, eine Reihe ausgezeichneter Mitarbeiter (Ärzte, Psychologen, Handwerksmeister, Gymnastiklehrer) zu finden. Die emotionale Anteilnahme an dieser Aufgabe war um so intensiver, als wir alle das Ziel hatten, den Menschen nur Gutes zu tun, in einer Umwelt grauenhaftester menschlicher Entgleisungen.

Von den über 3000 Hirnverletzten der Jahre 1943–1945 konnten wir 80% einer geregelten Arbeit zuführen und sie damit in die soziale Gemeinschaft wieder eingliedern.

Einige Streiflichter aus der Tagesarbeit: Ein kroatischer Hirnverletzter hatte nach einer Granatsplitterverletzung im linken Schläfenlappen eine totale Aphasie. Nach einer einjährigen systematischen Sprachschulung konnte er perfekt deutsch sprechen, als ihn aber seine kroatischen Eltern besuchten, verstand er kein Wort seiner Muttersprache und konnte auch kein kroatisches Wort aussprechen. Dieses Erlebnis zeigte mir die unbegrenzte Plastizität des jugendlichen Gehirns.

Ferner: Ein 42jähriger Patient mit einer Verletzung im Hypothalamus begann noch 13 cm zu wachsen, und sein Kopfumfang nahm von 56 auf 63 cm zu.

Ein Hirnverletzter mit einem Splitter im rechten Mittelhirn zeigte eine zentrale Fettsucht auf der linken Körperseite.

Patienten, die nach ihrer Verletzung länger als 24 Stunden bewußtlos waren, zeigten später zu 90% epileptische Anfälle. Die Dauer der Bewußtlosigkeit ergab einen brauchbaren Parameter für die folgenden Funktionsstörungen im vegetativen und emotionalen Bereich.

Die Wetterempfindlichkeit, die vorzeitige Ermüdbarkeit, die reduzierte allgemeine Leistungsfähigkeit, die Unverträglichkeit von

Alkohol, depressiv-apathische Verstimmungsphasen kennzeichneten dieses Bild der posttraumatischen Encephalopathie.

Als wesentliches Resultat dieser Untersuchungen an Hirnverletzten konnte ich das Phänomen des „kritischen Details" entdecken. Die Sinnesphysiologie des vorigen Jahrhunderts stellte sich das Zustandekommen einer sinnlichen Wahrnehmung durch unsere Sinnesorgane computerartig vor. Die Sinnesqualitäten sollten von unserem Gehirn gleichsam summiert werden, und unter dem Strich kam dann der Gegenstand heraus. In unseren Untersuchungen konnte ich zeigen, daß z. B. beim Betasten eines Gegenstandes globale Bewegungen den Gegenstand nicht erschließen konnten. Plötzlich, beim Erkennen eines Details, resultierten dann gezielte Bewegungen, die den Gegenstand endgültig erschlossen. Dieses kritische Detail ist bei allen Wahrnehmungsvorgängen — auch bei der ärztlichen Diagnose — sehr wichtig, weil es aktiv zur Weitererschließung des noch nicht differenzierten Gegenstandes führt.

Nach dem Krieg wurde ich dann Chefarzt einer Abteilung für chronische Nervenkrankheiten. Dort konnte ich 200 Multiple-Sklerose-Kranke, 100 Parkinson-Kranke und 100 Insult-Kranke mit Lähmungen über Jahre bis Jahrzehnte beobachten und therapeutische Beeinflussungen registrieren. Bei den Parkinson-Kranken konnte ich besondere Krisen beobachten, z. B. im Sommer Hitzestauungen mit Temperaturen bis 40 Grad, Schlafphasen über mehrere Tage, Freßphasen, plötzliche Schweißausbrüche, die ohne therapeutische Maßnahmen nach einer halben Stunde völlig verschwanden, periodisch auftretende Seborrhoe, Depressionen, Aggressionen, Schreianfälle, apathische Phasen. Kurz: Spontane Hirnstammsymptome, wie ich sie bei den Hirnstammverletzten des letzten Krieges beobachten konnte, traten auf.

Das Wachstum eines hirnverletzten Patienten mit einer Granatsplitterverletzung im Hypothalamus, das Auftreten einer Halbseiten-Fettsucht nach einer Splitterverletzung im Mittelhirn rechts zeigten mir, daß Hirnverletzungen nicht ausschließlich Defekte zur Folge hatten, sondern daß nach lokalen Verletzungen Stoffe freigesetzt wurden, die Plus-Symptome produzierten. Das war die erste Idee von Transmittersubstanzen, die spontan freigesetzt wurden und durch fehlende Feedback-Kontrolle symptomproduzierend waren. Die bei Parkinson-Kranken beobachteten Krisen machten diese Gedanken einer Release-Reaktion wieder lebendig. Gerade zu jener Zeit hatte *M. Vogt* (1953) im Hirnstamm von Hunden erhöhte Noradrenalinwerte gefunden. *Twarog* fand erhöhte Serotoninwerte im Hirnstammbereich. Prof. Dr. *A. Lindner* (Institut für Experimentelle Pathologie der Universität) wies uns mit unseren Vorstellungen, Neurotransmitter im Gehirn verstorbener Parkinson-Kranker zu untersuchen, an Dr. *Hornykiewicz*. Dieser zeigte sich desinteressiert und lehnte aus Zeitmangel eine Zusammenarbeit ab. Zwei Jahre später erschien die Arbeit von *A. Carlsson* über Dopaminbestimmungen in den Basalganglien von Kaninchen. Die Dopaminwerte waren nach Reserpininjektionen beträchtlich reduziert, was mit einem lethargisch-apatischen Verhalten einherging. Injektionen von L-Dopa brachten einen Anstieg der Dopaminwerte und gleichzeitig eine Normalisierung der Motorik.

Diese Befunde waren für uns das Schlüsselerlebnis zur Verwirklichung unserer Transmittergedanken, zumal *A. Carlsson* schon die Beziehung zu extrapyramidalen Erkrankungen vermutete. *Hornykiewicz* kommt das Verdienst zu, sich 1. an unsere Anregungen, Neurotransmitter bei Parkinson-Kranken zu untersuchen, erinnert zu haben, und 2. durch seinen Chef, Prof. Dr. *F. Brücke*, bei mir anfragen zu lassen, ob ich bereit wäre, Dopaminanalysen bei verstorbenen Parkinson-Patienten durchführen zu lassen. Nach einer Vereinbarung mit Prof. *Brücke*, alle Ergebnisse gemeinsam zu publizieren, stellte ich die Gehirne unserer verstorbenen Parkinson-Kranken zur Verfügung. *Hornykiewicz* konnte dann an diesen Parkinson-Gehirnen die grundlegenden Ergebnisse von *Carlsson* bestätigen, in späteren Publikationen auch eine geringe Reduktion der Noradrenalin- und Serotoninwerte.

Damit war der Start zur Dopa-Medikation gegeben. Prof. *Brücke* gab mir noch den Rat, mit i. v. Injektionen zu beginnen, da diese Applikationsform die wenigsten Gefahren nach sich zöge. Das Resultat bestand in einer kurzfristigen Verbesserung der Akinese, weniger des Tremors. Eine nächste Entdeckung ergab sich nach sommerlichen Fieberattacken bei Parkinson-Kranken mit Temperaturen über 40 Grad. Medikamentöse Bemühungen waren erfolglos. Vergleichende Messungen der Hauttemperatur am Stamm und an den Akren zeigten, daß beim Parkinson-Kranken eine Unfähigkeit der physikalischen Wärmeabstrahlung besteht.

Injektionen von L-Dopa brachten keine Besserung. Hingegen bewirkten Injektionen von 5-Hydroxytryptophan eine vermehrte Thermoradiation, die eine Temperatursenkung zur Folge hatte. In der Folgezeit verabreichten wir Parkinson-Patienten in den heißen Sommermonaten vorbeugend L-Tryptophan (3×500 mg täglich). In den folgenden 20 Jahren konnten wir keinen Hitzetod mehr beobachten. Auch die Flush-Reaktionen kamen nicht mehr vor.

Der nächste Höhepunkt war dann die Entdeckung der Wirkung des Benserazids (1966). Prof. *Pletscher* übersandte die Rohsubstanz mit der Auflage, sie bei Hypertonien und Angstzuständen zu verwenden, weil sie, 100mal stärker als α-Methyldopa, die Aktivität der Decarboxylase hemmt. Mein Gedanke war zunächst, die decarboxylasehemmende Wirkung bei der Chorea Huntington zu versuchen. Da diese Medikation zu einer enormen Verstärkung der choreatischen Unruhe führte, war es naheliegend, Injektionsversuche von Benserazid plus Dopa beim Parkinson zu versuchen.

Schon die ersten Versuche zeigten sehr günstige Effekte. Die Chemiker hielten mich zunächst für verrückt. Denn das darf eben nicht sein, daß ein Hemmstoff der Decarboxylase die Parkinson-Akinese verbessert. Aber eine sehr wichtige Arbeit von *Bartholini — Pletscher — Da Prada* brachte die Erklärung: Benserazid hemmt die Decarboxylase-Aktivität nur in der Peripherie des Organismus und bewirkt dadurch einen gesicherten Weg des L-Dopa zur Penetration ins Gehirn. Jetzt war der Schritt vom Dopa-Experiment zur Dopa-Therapie vollzogen.

Als nächste wichtige Station möchte ich die Einladung von *Melvin Yahr* zum Kongreß der World Federation of Neurology nach New York (1969) anführen. Prof. *Yahr* präsentierte mich dort der Presse als den Doktor, der als erster L-Dopa beim Parkinson-Patienten verabreicht hat.

Bei einem Brainstorming zwischen *Yahr, Barbeau* und mir im Hotel Hilton entstand die „Research Group Upon Extrapyramidal Diseases", deren 8. Internationales Symposium heuer in New York in großem Rahmen stattfindet.

Sehr wesentlich war ferner die Entleerung des Serotonins aus seinen neuronalen Lagern durch L-Dopa. Diese Entleerung beim Parkinson-Kranken ging einher mit der Auslösung der Dopa-Psychosen. Unsere Erklärung war, daß das über L-Dopa zugeführte Dopamin nicht nur in dopaminergen Neuronen utilisiert, sondern infolge aktiver L-Dopa-L-Tryptophan-Kompetition Serotonin und Noradrenalin aus deren spezifischen Lagern verdrängte.

Die Werte von 5-Hydroxyindolessigsäure im Liquor cerebrospinalis waren während der Psychose auf das Fünffache erhöht, wobei die Werte der Homovanillinsäure zur selben Zeit niedrig waren. Nach L-Tryptophan-Zufuhr wurde die 5-Hydroxyindolessigsäure initial gesenkt, die Homovanillinsäureausscheidung im Liquor stieg an, und die Psychose verschwand. Dieses Ergebnis führte uns zur Hypothese vom „Gleichgewicht der Neurotransmitter als Voraussetzung für das normale menschliche Verhalten".

Als nächste Station habe ich auf Vorschlag von *Riederer* und *Youdim* (1974) als erster L-Deprenil als Additiv der Dopa-Medikation erprobt. L-Deprenil — ein spezifischer Hemmstoff der Monoaminooxidase B — brachte eine signifikante Verbesserung der

Akinese, aber vor allem eine Verlängerung des Lebens der Parkinson-Kranken.

Diese 25 Jahre brachten uns die Erkenntnis, daß klinische Entgleisungssymptome des Hirnstammes durch einen Verlust der biochemischen Balance ausgelöst werden. Im Normalzustand werden alle Belastungen durch Feedback-Mechanismen neutralisiert. Bei Infekten, Traumen oder degenerativen Prozessen sind diese neutralisierenden Faktoren gestört, und die Folge davon sind die vielfältigen Plus- und Minussymptome aus dem vegetativen, dem affektiv-emotionalen und dem motorischen Bereich.

Eine Parkinson-Behandlung als Monotherapie scheidet daher — nach unserer Erfahrung — aus. Die Triebkraft des L-Dopa als Rakete scheint uns für die überschaubare Zukunft unentbehrlich. Die optimale Steuerung mit verschiedenen Additivs ist die Aufgabe der gegenwärtigen und der zukünftigen Forschung.

Warum hat es bis zum Durchbruch dieser modernen Therapie so lange gedauert? Die Entdeckung des L-Dopa durch *Guggenheim* erfolgte im Jahr 1916. Zur praktischen Verwendung gelangte dieser Stoff erst nach der sogenannten cognitiv-evolutionären Coinzidenz. Erst die Konvergenz von klinischer Erkenntnis und den chemischen Befunden der Basisforschung ermöglichte diesen Durchbruch.

Wenn ich in der Zielgeraden meines Lebens zurückblicke, bin ich überrascht, wie es möglich war, über 400 Publikationen und 16 Bücher zu verfassen. Ich weiß nicht, wie ich die Zeit dazu gefunden habe. Lichtblicke dieser Zeit waren Freunde und Mitarbeiter, gelegentlich trugen auch Feinde zur Stimulierung der „arousal activity" bei. Sehr dankbar bin ich meiner Frau für die 50jährige Partnerschaft, in der sie alle familiären und wirtschaftlich belastenden Faktoren von mir fernhielt.

Unser philosophischer Landsmann *Karl Popper* sagte: „Die Wissenschaft ist immer auf dem Weg und gelangt nie ans Ziel." Ich bin dankbar, daß ich an einem Teilstück dieses Weges teilnehmen durfte.

Anschrift des Verfassers: Prof. Dr. Dr. h. c. *W. Birkmayer,* Schwarzspanierstraße 15, A-1090 Wien.

Epilog von Herrn Generaldirektor Alexander Razumovsky von Hoffmann-La Roche Wien

Wir haben dieses Symposium veranstaltet, um wie eine große Familie den Forscher und Arzt, aber auch den Menschen Walther Birkmayer anläßlich seines 75. Geburtstages zu ehren.

Walther Birkmayer ist als Forscher und Arzt seit nahezu einem halben Jahrhundert, nämlich genau seit dem Jahre 1938, mit dem Hause Hoffmann-La Roche durch seine bahnbrechenden Arbeiten verbunden. Wir glaubten an seine wissenschaftlichen Thesen und waren bereit, den schwierigen Weg mit ihm zu gehen. Diese Symbiose war die Voraussetzung zur Entwicklung der L-Dopa-Therapie, die zum Helfer vieler Menschen wurde und zur Linderung des Leidensweges der Kranken beiträgt.

Ich danke noch einmal allen, die spontan und mit Freude „ja" gesagt haben, als wir sie gebeten haben, an dem Symposium „25 Jahre L-Dopa, 75 Jahre Prof. Dr. W. Birkmayer" mitzuwirken, und möchte bei dieser Gelegenheit allen Ärzten Österreichs sagen, daß sie mit unserer vollen Unterstützung rechnen können, wenn es darum geht, Medikamente zu entwickeln, die menschliches Leiden lindern helfen.

Sachverzeichnis

α-Methyl-Dopa 4
akinetische Krisen 76
Alterserkrankungen 21
Amantadin 31, 33, 76
Aminotetraline 20
Anticholinergika
  Kontraindikation 30
  Nebenwirkungen 30
  Therapie der Parkinson-Krankheit 30
Äquivalenztyp 31, 71
Ascorbinsäure 134
Autorezeptoren 17
  Agonisten 18
  Antagonisten 18, 20, 21
Autoxidation
  von Dopamin 22

Benserazid 4, 29, 44, 46, 106, 114–117
  Formel 5, 114
Betablocker
  Kontraindikationen 30
  Therapie des Tremors 30
Blut-Hirn-Schranke
  Kompetition von Aminosäuren 14, 46, 117, 119
Bromocriptin 18, 32
Budipin 31, 33

Bupranolol 30

Carbidopa 16, 114–116
Catechol-O-Methyltransferase 118
CDP-Cholin 33
5-S-Cysteinyl-Dopamin 22

Demenz 75
Denervierung
  Grad der 17
L-Deprenil 31, 32, 101–103, 114
Depressive Stimmung 56
L-Dopa
  antiakinetische Wirkung 6
  Bioverfügbarkeit 115, 118
  Depotformen 113–123
  Dopaminsubstitution 6, 29
  Gehirndurchblutungsverbesserung 84
  Historisches 1–11, 13, 37–40, 43–50, 89, 90, 97, 105–107, 145–150
  Intravenöse Verabreichung 6, 44, 53
  Knochendeformation 9
  Kompetition an der Blut-Hirn-Schranke 14, 46, 117, 119
  Konzentration im Gehirn 7, 8
  Konzentrationsverlauf 115, 116

L-Dopa
  Levodopa, Korrelation zu Nebenwirkungen 57
  Levodopa, Umstellung auf Madopar 59
  Metaboliten nach L-Dopa-Gabe 115, 116
  Nebenwirkungen 14, 17, 46, 47, 55, 56, 76, 77, 98
  On-Off-Phasen 14
  Pharmacokinetik 14
  Plasmaspiegel 14, 15
  Rekationszeit 56
  Reserpinumkehr 13
  Resorption 118
  Therapie im Verlauf 90, 91, 98
L-Dopa-Dekarboxylase 4, 5, 6
  -Hemmung 4–8, 14, 44, 46, 47, 56
L-Dopa-Psychosen 76
Dopamin
  bei Alterserkrankungen 21
  in den Basalganglien 13
Dopamin – Autorezeptoren 17, 18
  On-Off-Phasen 17
  Subsensitivität 17, 20
  Supersensitivität 18, 19
Dopamin-β-Hydroxylase 92, 106
Dopaminerge Systeme, periphere 138
Dopaminrezeptoren
  Autorezeptoren 17, 18
  Fluidität von Membranen 137
  postsynaptische 17, 18, 136, 137

Eisen 131, 132
End-of-Dose Akinese 31, 118
Ergotderivate 32, 33
  Nebenwirkungen 32
  Therapie der Parkinson-Krankheit 32

Feedback-Kontrollen 17, 128, 129
  On-Off-Phasen 17
Freezing-Effekt 75

Geschichte der L-Dopa-Therapie 1–11, 13, 37–40, 43–50, 89, 90, 97, 105–107, 145–150
Glutathion 22, 133
  -Peroxidase 99, 100

Hämodynamik 79
HHR-Parkinsonismus 80
  Computertomographie 83
Hypotension 4

Immunologische Systeme, Wechselwirkung zu Katecholaminen 137, 138

Juveniler Parkinsonismus 93, 94

Katecholamine
  nach L-Dopa 7
  nach L-Dopa + Benserazid 7
  Schema 3, 5
  Wechselwirkung mit immunologischen Systemen 137, 138
  kompensatorische Mechanismen 128, 129

Levodopa-Retardformen 33, 44, 65
Lisurid 32, 33

Madopar 9, 31, 33, 58, 75, 107
  Alternative Therapien 65, 113–125
  Madopar HBS 113–125
  Wirkung nach Umstellung von Levodopa 59
Mesulergin 32
Methylphenidat 21
Monoaminooxidase 31, 99, 135
  Hemmung durch Ro 16-6491
  Hemmung durch L-Deprenil 120, 121
  Ro 16-6491 113–123
  Subtypen 120, 121
  -Typ-B Hemmer 31, 101, 102, 106, 113–123, 135, 137
  und MPTP-Toxizität

MPTP-Toxizität 23, 31, 100–103, 115, 121, 122, 134–136
Multimorbidität 71

Narkolepsie 21
Neuromelanin 22
Neurotoxizität 23, 31, 99–103, 131–136
  6-Hydroxydopamin 100
  MPTP 100–103, 134–136
  Radikale 99, 100, 131–134
Nomifensin 21
Noradrenalin 5, 99
  Biosynthese 5

3-O-Methyldopa 114
Blut-Hirn-Schranken-Permeabilität 119
Plasma-Halbwertszeit 116, 117
On-Off-Phasen 14, 15, 32, 76, 113, 118
  Abhängigkeit vom Plasma-L-Dopa-Spiegel 15
  Autorezeptorensubsensitivität 20
  Hypothese zur Pathogenese 16, 17
Organisches Psychosyndrom 75

Paradoxe Kinesie 76
Parkinson Plus 61, 71
Parkinson-Krankheit
  Depressive Stimmung 56
  Intern. Begleiterkrankungen 30
  Multisystemerkrankung 60
  Nebenwirkungen 14, 30, 32, 46, 47, 55, 56, 76, 77
  negativ modifizierende Faktoren 60, 61
  Neuropathologie 128, 136
  Pathogenese 22, 24, 99–103, 131–136
  Prognose 58
  psychoorganische Veränderungen 58

  Risikofaktoren 80
  Testpsychologische Parameter 55, 71
  Therapie 30, 32, 33, 47–49, 53–61, 65–68, 98
  Verlaufsformen *siehe dort*
Pathogenese 22, 24, 99–103, 131–136
periphere dopaminerge Systeme 138
post-mortem-Befunde 92
(−)-PPP 18
  intrinsische Wirkung 19
Propranolol 30
psychoorganische Veränderungen 58

Radikal-Hypothese 99, 100, 131–134
regionale Hirndurchblutung 79, 81, 82, 83
Reserpin
  und Autorezeptoren 19
  Wirkung 13
Rigor-Akinese-Dominanztyp 72
Risikofaktoren 80
Ro 4-4602 (*siehe* Benserazid)
Ro 16-6491 113–123
  Formel 114
  Rotationsverhalten von Ratten 121
  Vergleich zu Deprenil 120, 121
  Wirkung auf MPTP-Neurotoxizität 121, 122

Shy-Drager-Syndrom 93
Stereotaktische Operation 65, 66, 93
  aktueller Stand 68
  Indikation 67
  Kontraindikation 67, 68
Substantia nigra, Empfindlichkeit gegenüber Neurotoxinen 131–134

L-threo-DOPS 92, 93
Therapie, Parkinson-Krankheit 30, 32, 33, 47—49, 58, 75, 79—85, 89—94, 98, 105—107
Transdihydrolisurid 19
Transplantate 23
Tremordominanztyp 31, 71, 72
Tyrosinhydroxilase 131

Vaskuläre Faktoren 79, 84
Verlaufsformen
  akinetische Krisen 76
  Äquivalenztyp 31, 71
  benigner Verlaufstyp 71
  Beziehung zu Behinderungsgrad 73—75
  Längsschnitt 75
  Freezing-Effekt 75
  HHR-Parkinsonismus 80
  idiopathisches Parkinson-Syndrom 70
  Initialstadium, Fehldiagnosen 69
  juveniler Parkinsonsismus 93, 94
  maligner Verlaufstyp 71
  Multimorbidität 71
  Multisystemerkrankungen 60, 70, 71
  On-Off-Phasen 14, 15, 32, 76, 113, 118
  paradoxe Kinesie 76
  Parkinson Plus 61, 71
  Rigor-Akinese-Dominanztyp 72
  symptomatisches Parkinson-Syndrom 70
  Tremor-Dominanztyp 31, 71, 72
  vaskulär-hämodynamisches Risiko 79—85
  Vererbung 70
Wasserstoffsuperoxid 99, 100
Wearing-off 31

Verzeichnis der Präparatenamen und Generic names

Generic names	Österreich	Schweiz	BRD
Amantadin	Hofcomant, PK-Merz, Symmetrel	PK-Merz, Symmetrel	Amantadin-ratiopharm. Tbl., Contenton, PK-Merz, Symmetrel
Benzhexol	Artane	–	–
Benzatropin	Cogentin	–	Cogentinol
Biperiden	Akineton	Akineton	Akineton
Bornaprin	Sormodren	–	Sormodren
Bromazepam	Lexotanil	Lexotanil	Durazanil, Lexotanil, Normoc
Bromocriptin	Umprel	Parlodel	Pravidel
Bupranolol	Adomed, Betadrenol, Beta-Isoket-Tbl., Betamed	Betadrenol	Betadrenol, Ophtorenin, Panimit
CDP-Cholin (Citicolin)	Startonyl	–	–
L-Deprenil (Selegilinum)	Jumex	–	–
Dixyrazin	Esucos	Esucos	Esucos
L-Dopa plus Benserazid	Madopar	Madopar	Madopar
L-Dopa plus Carbidopa	Sinemet	Sinemet	Nacom
L-Dopa-retard	Brocadopa	–	–
Lisurid	Dopergin	Dopergin	Dopergin
Orphenadrin	Disipal, Norflex, Benmyo, Dolpasse, Norgesic	Disipal, Norflex	Norflex, Ophenadrin-ratiopharm Drag.
Procyclidin	Kemadrin	Kemadrin	Osnervan
Propranolol	Arcablock, Inderal, Inderal comp., Inderetic	Betranol, Inderal	Beta-Tablinen, Beta-Timelets, Dociton, Efektolol, Elbrol, Indobloc, Prano-Puren, Propranolol, Propranur, Propra-ratiopharm Tbl., Sagittol
Sulpirid	Dogmatil, Meresa	Dogmatil	Dogmatil, Meresa, Neogama
Tiaprid	Delpral	Tiapridal	Tiapridex

Made in the USA
Monee, IL
03 May 2026